日本消化器病学会・日本肝臓学会
NAFLD/NASH 診療ガイドライン 2020（改訂第 2 版）

Evidence-based Clinical Practice Guidelines for Nonalcoholic Fatty Liver Disease/Nonalcoholic Steatohepatitis 2020（2nd Edition）

日本消化器病学会・日本肝臓学会 NAFLD/NASH 診療ガイドライン作成・評価委員会は，NAFLD/NASH 診療ガイドラインの内容については責任を負うが，実際の臨床行為の結果については各担当医が負うべきである．

NAFLD/NASH 診療ガイドラインの内容は，一般論として臨床現場の意思決定を支援するものであり，医療訴訟等の資料となるものではない．

日本消化器病学会・日本肝臓学会 2020 年 10 月 1 日

NAFLD/NASH 診療ガイドライン 2020

改訂第2版

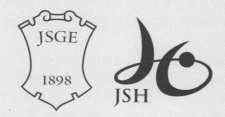

編集

日本消化器病学会・日本肝臓学会

刊行にあたって

　日本消化器病学会は，2005年に跡見裕理事長（当時）の発議によって，Evidence-Based Medicine（EBM）の手法にそったガイドラインの作成を行うことを決定し，3年余をかけて消化器6疾患（胃食道逆流症（GERD），消化性潰瘍，肝硬変，クローン病，胆石症，慢性膵炎）のガイドライン（第一次ガイドライン）を上梓した．ガイドライン委員会を積み重ね，文献検索範囲，文献採用基準，エビデンスレベル，推奨グレードなどEBM手法の統一性についての合意と，クリニカルクエスチョン（CQ）の設定など，基本的な枠組み設定のもと作成が行われた．ガイドライン作成における利益相反（Conflict of Interest：COI）を重要視し，EBM専門家から提案された基準に基づいてガイドライン委員のCOIを公開している．菅野健太郎理事長（当時）のリーダーシップのもとに学会をあげての事業として継続されたガイドライン作成は，先進的な取り組みであり，わが国の消化器診療の方向性を学会主導で示したものとして大きな価値があったと評価される．

　第一次ガイドラインに次いで，2014年に機能性ディスペプシア（FD），過敏性腸症候群（IBS），大腸ポリープ，NAFLD/NASHの4疾患についても，診療ガイドライン（第二次ガイドライン）を刊行した．この2014年には，第一次ガイドラインも作成後5年が経過するため，先行6疾患のガイドラインの改訂作業も併せて行われた．改訂版では第二次ガイドライン作成と同様，国際的主流となっているGRADE（The Grading of Recommendations Assessment, Development and Evaluation）システムを取り入れている．

　そして，2019〜2021年には本学会の10ガイドラインが刊行後5年を超えることになるため，下瀬川徹理事長（当時）のもと，医学・医療の進歩を取り入れてこれら全てを改訂することとした．2017年8月の第1回ガイドライン委員会においては，10ガイドラインの改訂を決定するとともに，近年，治療法に進歩の認められる「慢性便秘症」も加え，合計11のガイドラインを本学会として発刊することとした．また，各ガイドラインのCQの数は20〜30程度とすること，CQのうち「すでに結論が明らかなもの」はbackground knowledgeとすること，「エビデンスが存在せず，今後の研究課題であるもの」はfuture research question（FRQ）とすることも確認された．

　2018年7月の同年第1回ガイドライン委員会において，11のガイドラインのうち，肝疾患を扱う肝硬変，NAFLD/NASHの2つについては日本肝臓学会との合同ガイドラインとして改訂することが承認された．前版ではいずれも日本肝臓学会は協力学会として発刊されたが，両学会合同であることが，よりエビデンスと信頼を強めるということで両学会にて合意されたものである．また，COI開示については，利益相反委員会が定める方針に基づき厳密に行うことも確認された．同年10月の委員会追補ではbackground knowledgeはbackground question（BQ）に名称変更し，BQ・CQ・FRQと3つのQuestion形式にすることが決められた．

　刊行間近の2019〜2020年には，日本医学会のガイドライン委員会COIに関する規定が改定されたのに伴い，本学会においても規定改定を行い，さらに厳密なCOI管理を行うこととした．また，これまでのガイドライン委員会が各ガイドライン作成委員長の集まりであったことを改め，ガイドライン統括委員会も組織された．これも，社会から信頼されるガイドラインを公表するために必須の変革であったと考える．

　最新のエビデンスを網羅した今回の改訂版は，前版に比べて内容的により充実し，記載の精度も高まっている．必ずや，わが国，そして世界の消化器病の臨床において大きな役割を果たすものと考えている．

　最後に，ガイドライン委員会担当理事として多大なご尽力をいただいた榎本信幸理事，佐々木裕利益相反担当理事，研究推進室長である三輪洋人副理事長，ならびに多くの時間と労力を惜しまず改訂作業を遂行された作成委員会ならびに評価委員会の諸先生，刊行にあたり丁寧なご支援をいただいた南江堂出版部の皆様に心より御礼を申し上げたい．

2020 年 10 月

日本消化器病学会理事長

小池　和彦

刊行にあたって

　日本肝臓学会は，肝疾患診療のエビデンスを支えるガイドラインとして，「B型肝炎治療ガイドライン」，「C型肝炎治療ガイドライン」，「肝癌診療ガイドライン」を出版してきました．また，ガイドラインとは別に，わかりやすく疾患を解説した書籍として，「慢性肝炎・肝硬変の診療ガイド」，「肝癌診療マニュアル」，「NASH・NAFLDの診療ガイド」も刊行しています．このたび，「NAFLD/NASH診療ガイドライン」，「肝硬変診療ガイドライン」を，日本消化器病学会と合同で改訂し，ここに皆さまにお届けいたします．

　日本の肝疾患による死亡は，年間約5万人にのぼると推計されています．この多くが，終末期の肝硬変，肝細胞癌によるものですが，これらは慢性肝疾患を基盤に発症してきます．慢性肝疾患の原因は多彩であり，主だったものだけを列挙しても，B型やC型のウイルス性肝疾患，アルコール性肝障害，非アルコール性脂肪肝炎（NASH），自己免疫性肝疾患などがあります．近年，肝硬変や肝細胞癌の原因疾患として，非ウイルス性の肝疾患の占める割合が増加しており，なかでもNASHの増加が注目されています．これは，肥満人口の急増，生活習慣等の変化により，脂肪肝の罹患率が増加しているためです．現在，国民の脂肪肝の罹患は2千万人以上といわれており，最も頻度の高い肝疾患になっています．非アルコール性脂肪性肝疾患（NAFLD）の増加を背景として急増するNASHは，肝疾患診療の大きな課題です．一方，肝硬変の治療は2010年代に格段の進歩がみられました．抗ウイルス薬による疾患の原因治療とともに，合併症対策として多くの薬剤が承認されるなど多様な治療選択肢が生れています．しかし，ウイルス性の肝硬変以外は，いまだ根本的な原因療法はなく，また，肝硬変の合併症も，肝性脳症，難治性腹水，門脈圧亢進症，食道・胃静脈瘤出血，肝腎・肝肺症候群，特発性細菌性腹膜炎など，その治療は極めて専門性の高い分野です．

　今回約5年ぶりに改訂する「NAFLD/NASH診療ガイドライン」，「肝硬変診療ガイドライン」は，このような疾患を巡る状況の変化，診療の進歩を取り入れた最新のものになっています．先生方の日々の診療に役立ち，ひいては国民の福祉に貢献することを願っております．

2020年10月

日本肝臓学会理事長

竹原　徹郎

日本消化器病学会 統括委員会一覧

日本肝臓学会 ガイドライン統括委員会一覧

ガイドライン作成協力

NAFLD/NASH 診療ガイドライン委員会一覧

作成委員会

委員長	徳重	克年	東京女子医科大学消化器内科
副委員長	池嶋	健一	順天堂大学消化器内科
委員	芥田	憲夫	虎の門病院肝臓内科
	伊藤	義人	京都府立医科大学消化器内科学
	岩佐	元雄	三重大学消化器内科学
	江口有一郎		ロコメディカル総合研究所
	大塚	基之	東京大学医学部消化器内科
	小野	正文	東京女子医科大学東医療センター内科
	鎌田	佳宏	大阪大学消化器内科学
	小木曽智美		東京女子医科大学消化器内科
	玉城	信治	武蔵野赤十字病院消化器科
	米田	政志	愛知医科大学消化器内科
	米田	正人	横浜市立大学肝胆膵消化器病学

評価委員会

委員長	竹井	謙之	三重大学消化器内科学
副委員長	吉治	仁志	奈良県立医科大学消化器・代謝内科
委員	清家	正隆	大分循環器病院消化器内科
	名越	澄子	埼玉医科大学総合医療センター消化器・肝臓内科

作成協力者

今城	健人	横浜市立大学肝胆膵消化器病学
小川	祐二	横浜市立大学肝胆膵消化器病学
重福	隆太	三重大学消化器内科学
杉本	和史	三重大学消化器内科学
瀬古	裕也	京都府立医科大学消化器内科学
高橋	宏和	佐賀大学医学部附属病院肝疾患センター
中島	淳	横浜市立大学肝胆膵消化器病学
本多	靖	横浜市立大学肝胆膵消化器病学

NAFLD/NASH 診療ガイドライン作成の手順

　NAFLD/NASH の診療ガイドラインは，2014 年に日本消化器病学会の編集で協力学会として日本肝臓学会の協力を得て作成された．2014 年版診療ガイドラインは，評価・使用されてきたが，その概念・画像診断法・治療方法に関して新たな知見も集積されてきており，このたび改訂の運びとなった．NAFLD は本邦に約 2 千万人以上の患者がおり，今後さらに増加することも危惧されている．また近年非ウイルス性肝疾患を基盤とする肝細胞癌が増加し，そのスクリーニングの必要性も唱えられている．

　今回は日本消化器病学会と日本肝臓学会の共同改訂の診療ガイドラインとして，委員会が開催され，13 名の作成委員と 4 名の評価委員とともに検討・改訂された．両学会ガイドライン統括委員会の指示により，他のガイドラインと共通の形式で作成され，Minds 診療ガイドライン作成マニュアルに従いエビデンスを評価し，推奨の強さを決定した．また今回より，従来の clinical question（CQ）だけでなく，コンセンサスが得られたクエスションに関しては background question（BQ）として，今後の研究課題として future research question（FRQ）に分類した．CQ・FRQ の文献は日本医学図書館協会にて系統的検索を行い，BQ の文献は各作成委員によりハンドサーチを行った．CQ・FRQ については，英文論文は 1983 年から 2018 年 10 月の期間内に，和文論文は 1983 年から 2018 年 11 月の期間内に出版された文献をもとに検討された．さらに作成したガイドライン案は，その後に評価委員会による詳細な評価が行われた．評価委員会の答申を受けて作成委員会で推奨文，解説文の修正を行い，パブリックコメントを求めた．寄せられたパブリックコメントを検討し，最終の改訂診療ガイドラインを作成した．

　本ガイドラインでは，全世界から文献を収集して解析し，インターナショナルに通用するガイドラインを目指した．また，文献検索期限である 2018 年 11 月以降に出版された重要文献に関しては，今回の推奨文には反映させていないが，一部解説文においては言及し参照できるようにしている．

　特に今回の改訂ガイドラインでは，1）肝線維化の臨床的意義，2）肝臓線維化群の拾い上げ，follow up 方法，3）肝発癌に関するスクリーニング，4）NAFLD の最大の死因である心・血管系疾患リスク群の専門医へのコンサルト指針，5）新たな治療薬，を中心に改訂を試みてきた．今後実臨床の現場で，このガイドラインをぜひご利用していただき，問題点・改善点を抽出し，さらなる改訂につなげることを期待している．本ガイドラインが多くの先生方に参照され，日常臨床の場においてお役に立てれば幸いである．

2020 年 10 月

日本消化器病学会・日本肝臓学会 NAFLD/NASH 診療ガイドライン作成委員長

徳重克年

本ガイドライン作成方法

1. エビデンス収集

　前版（NAFLD/NASH 診療ガイドライン 2014）で行われた系統的検索によって得られた論文に加え，今回新たに以下の作業を行ってエビデンスを収集した．

　ガイドラインの構成を臨床疑問（clinical question：CQ），および背景疑問（background question：BQ），CQ として取り上げるにはデータが不足しているものの今後の重要課題と考えられる future research question（FRQ）に分類し，このうち CQ および FRQ ついてはキーワードを抽出して学術論文を収集した．データベースは，英文論文は MEDLINE，Cochrane Library を用いて，日本語論文は医学中央雑誌を用いた．CQ および FRQ については，英文は 1983 年〜2018 年 10 月末，和文は 1983 年〜2018 年 11 月末を文献検索の対象期間とした．また，検索期間以降 2020 年 2 月までの重要かつ新しいエビデンスについてはハンドサーチにより適宜追加し，検索期間外論文として掲載した．各キーワードおよび検索式は日本消化器病学会ホームページに掲載する予定である．なお，BQ についてはすべてハンドサーチにより文献検索を行った．

　収集した論文のうち，ヒトに対して行われた臨床研究を採用し，動物実験に関する論文は原則として除外した．患者データに基づかない専門家個人の意見は参考にしたが，エビデンスとしては用いなかった．

2. エビデンス総体の評価方法

1）各論文の評価：構造化抄録の作成

　各論文に対して，研究デザイン[1]（表 1）を含め，論文情報を要約した構造化抄録を作成した．さらに RCT や観察研究に対して，Cochrane Handbook[2] や Minds 診療ガイドライン作成の手引き[1] のチェックリストを参考にしてバイアスのリスクを判定した（表 2）．総体としてのエビデンス評価は，GRADE（The Grading of Recommendations Assessment, Development and Evaluation）アプローチ[3~22] の考え方を参考にして評価し，CQ 各項目に対する総体としてのエビデンスの質を決定し表記した（表 3）．

表 1　研究デザイン

各文献へは下記 9 種類の「研究デザイン」を付記した．
(1) メタ（システマティックレビュー /RCT のメタアナリシス）
(2) ランダム（ランダム化比較試験）
(3) 非ランダム（非ランダム化比較試験）
(4) コホート（分析疫学的研究（コホート研究））
(5) ケースコントロール（分析疫学的研究（症例対照研究））
(6) 横断（分析疫学的研究（横断研究））
(7) ケースシリーズ（記述研究（症例報告やケース・シリーズ））
(8) ガイドライン（診療ガイドライン）
(9)（記載なし）（患者データに基づかない，専門委員会や専門家個人の
　　意見は，参考にしたが，エビデンスとしては用いないこととした）

表2　バイアスリスク評価項目

選択バイアス	（1）ランダム系列生成 ・患者の割付がランダム化されているかについて，詳細に記載されているか
	（2）コンシールメント ・患者を組み入れる担当者に，組み入れる患者の隠蔽化がなされているか
実行バイアス	（3）盲検化 ・被験者は盲検化されているか，ケア供給者は盲検化されているか
検出バイアス	（4）盲検化 ・アウトカム評価者は盲検化されているか
症例減少バイアス	（5）ITT 解析 ・ITT 解析の原則を掲げて，追跡からの脱落者に対してその原則を遵守しているか
	（6）アウトカム報告バイアス ・それぞれの主アウトカムに対するデータが完全に報告されているか（解析における採用および除外データを含めて）
	（7）その他のバイアス ・選択アウトカム報告・研究計画書に記載されているにもかかわらず，報告されていないアウトカムがないか ・早期試験中止・利益があったとして，試験を早期中止していないか ・その他のバイアス

表3　エビデンスの質

A：質の高いエビデンス（High）
真の効果がその効果推定値に近似していると確信できる．

B：中程度の質のエビデンス（Moderate）
効果の推定値が中程度信頼できる．
真の効果は，効果の効果推定値におおよそ近いが，それが実質的に異なる可能性もある．

C：質の低いエビデンス（Low）
効果推定値に対する信頼は限定的である．
真の効果は，効果の推定値と，実質的に異なるかもしれない．

D：非常に質の低いエビデンス（Very Low）
効果推定値がほとんど信頼できない．
真の効果は，効果の推定値と実質的におおよそ異なりそうである．

2）アウトカムごと，研究デザインごとの蓄積された複数論文の総合評価
（1）初期評価：各研究デザイン群の評価
　・メタ群，ランダム群＝「初期評価 A」
　・非ランダム群，コホート群，ケースコントロール群，横断群＝「初期評価 C」
　・ケースシリーズ群＝「初期評価 D」
（2）エビデンスの確実性（強さ）を下げる要因の有無の評価
　・研究の質にバイアスリスクがある
　・結果に非一貫性がある
　・エビデンスの非直接性がある
　・データが不精確である
　・出版バイアスの可能性が高い
（3）エビデンスの確実性（強さ）を上げる要因の有無の評価
　・大きな効果があり，交絡因子がない

・用量‒反応勾配がある

・可能性のある交絡因子が，真の効果をより弱めている

（4）総合評価：最終的なエビデンスの質「A，B，C，D」を評価判定した．

3）エビデンスの質の定義方法

エビデンスの確実性（強さ）は海外と日本で別の記載とせずに1つとした．またエビデンスは複数文献を統合・作成したエビデンス総体（body of evidence）とし，**表3**のA〜Dで表記した．

4）メタアナリシス

システマティックレビューを行い，必要に応じてメタアナリシスを引用し，本文中に記載した．

3．推奨の強さの決定

以上の作業によって得られた結果をもとに，治療の推奨文章の案を作成提示した．次に推奨の強さを決めるために作成委員によるコンセンサス形成を図った．

推奨の強さは，①エビデンスの確実性（強さ），②患者の希望，③益と害，④コスト評価，の4項目を評価項目とした．コンセンサス形成方法はDelphi変法，nominal group technique（NGT）法に準じて投票を用い，70％以上の賛成をもって決定とした．1回目で結論が集約できないときは，各結果を公表し，日本の医療状況を加味して協議のうえ，投票を繰り返した．作成委員会はこの集計結果を総合して評価し，**表4**に示す推奨の強さを決定し，本文中の囲み内に明瞭に表記した．

推奨の強さは「強：強い推奨」，「弱：弱い推奨」の2通りであるが，「強く推奨する」や「弱く推奨する」という文言は馴染まないため，下記のとおり表記した．投票結果を「合意率」として推奨の強さの次に括弧書きで記載した．

表4　推奨の強さ

推奨度	
強（強い推奨）	"実施する"ことを推奨する "実施しない"ことを推奨する
弱（弱い推奨）	"実施する"ことを提案する "実施しない"ことを提案する

4．本ガイドラインの対象

1）利用対象：一般臨床医

2）診療対象：成人の患者を対象とした．小児は対象外とした．

5．改訂について

本ガイドラインは改訂第2版であり，今後も日本消化器病学会ガイドライン委員会を中心として継続的な改訂を予定している．

6．作成費用について

本ガイドラインの作成はすべて日本消化器病学会が費用を負担しており，他企業からの資金

提供はない.

7. 利益相反について

1) 日本消化器病学会ガイドライン委員会では, 統括委員・各ガイドライン作成・評価委員と企業との経済的な関係につき, 各委員から利益相反状況の申告を得た (詳細は「利益相反 (COI) に関する開示」に記す).

2) 本ガイドラインでは, 利益相反への対応として, 日本肝臓学会との共同改訂によって意見の偏りを防ぎ, さらに委員による投票によって公平性を担保するように努めた. また, 出版前のパブリックコメントを学会員から受け付けることで幅広い意見を収集した.

8. ガイドライン普及と活用促進のための工夫

1) フローチャートを提示して, 利用者の利便性を高めた.
2) 書籍として出版するとともに, インターネット掲載を行う予定である.
    ・日本消化器病学会ホームページ
    ・日本医療機能評価機構 EBM 医療情報事業 (Minds) ホームページ
3) 市民向けガイドライン情報提供として, わかりやすい解説を作成し, 日本消化器病学会ホームページにて公開予定である.

■引用文献

1) 福井次矢, 山口直人 (監修). Minds 診療ガイドライン作成の手引き 2014, 医学書院, 東京, 2014
2) Higgins JPT, Thomas J, Chandler J, et al (eds). Cochrane Handbook for Systematic Reviews of Interventions version 6.0 (updated July 2019). <https://training.cochrane.org/handbook/current> [最終アクセス 2020 年 3 月 30 日]
3) 相原守夫. 診療ガイドラインのための GRADE システム, 第 3 版, 中外医学社, 東京, 2018
4) The GRADE working group. Grading quality of evidence and strength of recommendations. BMJ 2004; **328**: 1490-1494 (printed, abridged version)
5) Guyatt GH, Oxman AD, Vist G, et al; GRADE Working Group. Rating quality of evidence and strength of recommendations GRADE: an emerging consensus on rating quality of evidence and strength of recommendations. BMJ 2008; **336**: 924-926
6) Guyatt GH, Oxman AD, Kunz R, et al; GRADE Working Group. Rating quality of evidence and strength of recommendations: What is "quality of evidence" and why is it important to clinicians? BMJ 2008; **336**: 995-998
7) Schünemann HJ, Oxman AD, Brozek J, et al; GRADE Working Group. Grading quality of evidence and strength of recommendations for diagnostic tests and strategies. BMJ 2008; **336**: 1106-1110
8) Guyatt GH, Oxman AD, Kunz R, et al; GRADE working group. Rating quality of evidence and strength of recommendations: incorporating considerations of resources use into grading recommendations. BMJ 2008; **336**: 1170-1173
9) Guyatt GH, Oxman AD, Kunz R, et al; GRADE Working Group. Rating quality of evidence and strength of recommendations: going from evidence to recommendations. BMJ 2008; **336**: 1049-1051
10) Jaeschke R, Guyatt GH, Dellinger P, et al; GRADE working group. Use of GRADE grid to reach decisions on clinical practice guidelines when consensus is elusive. BMJ 2008; **337**: a744
11) Guyatt G, Oxman AD, Akl E, et al. GRADE guidelines 1. Introduction-GRADE evidence profiles and summary of findings tables. J Clin Epidemiol 2011; **64**: 383-394
12) Guyatt GH, Oxman AD, Kunz R, et al. GRADE guidelines 2. Framing the question and deciding on important outcomes. J Clin Epidemiol 2011; **64**: 295-400
13) Balshem H, Helfand M, Schunemann HJ, et al. GRADE guidelines 3: rating the quality of evidence. J Clin Epidemiol 2011; **64**: 401-406
14) Guyatt GH, Oxman AD, Vist G, et al. GRADE guidelines 4: rating the quality of evidence - study limitation (risk of bias). J Clin Epidemiol 2011; **64**: 407-415
15) Guyatt GH, Oxman AD, Montori V, et al. GRADE guidelines 5: rating the quality of evidence - publication

bias. J Clin Epidemiol 2011; **64**: 1277-1282

16) Guyatt G, Oxman AD, Kunz R, et al. GRADE guidelines 6. Rating the quality of evidence - imprecision. J Clin Epidemiol 2011; **64**: 1283-1293

17) Guyatt GH, Oxman AD, Kunz R, et al; The GRADE Working Group. GRADE guidelines: 7. Rating the quality of evidence - inconsistency. J Clin Epidemiol 2011; **64**: 1294-1302

18) Guyatt GH, Oxman AD, Kunz R, et al; The GRADE Working Group. GRADE guidelines: 8. Rating the quality of evidence - indirectness. J Clin Epidemiol 2011; **64**: 1303-1310

19) Guyatt GH, Oxman AD, Sultan S, et al; The GRADE Working Group. GRADE guidelines: 9. Rating up the quality of evidence. J Clin Epidemiol 2011; **64**: 1311-1316

20) Brunetti M, Shemilt I, et al; The GRADE Working. GRADE guidelines: 10. Considering resource use and rating the quality of economic evidence. J Clin Epidemiol 2013; **66**: 140-150

21) Guyatt G, Oxman AD, Sultan S, et al. GRADE guidelines: 11. Making an overall rating of confidence in effect estimates for a single outcome and for all outcomes. J Clin Epidemiol 2013; **66**: 151-157

22) Guyatt GH, Oxman AD, Santesso N, et al. GRADE guidelines 12. Preparing Summary of Findings tables-binary outcomes. J Clin Epidemiol 2013; **66**: 158-172

本ガイドラインの構成

第 1 章　疫学

第 2 章　病態
　（1）遺伝的背景
　（2）その他

第 3 章　診断

第 4 章　治療
　（1）食事・運動療法
　（2）薬物療法
　（3）その他

第 5 章　予後・発癌，follow up

NAFLD の概念・定義

　非アルコール性脂肪性肝疾患（nonalcoholic fatty liver disease：NAFLD）は，主にメタボリックシンドロームに関連する諸因子とともに，組織診断あるいは画像診断にて脂肪肝を認めた病態である．アルコール性肝障害，ウイルス性肝疾患，薬物性肝障害など他の肝疾患は除外する．

　NAFLD は，病態がほとんど進行しない非アルコール性脂肪肝（nonalcoholic fatty liver：NAFL，以前の単純性脂肪肝）と進行性で肝硬変や肝癌の発症母地にもなる非アルコール性脂肪肝炎（nonalcoholic steatohepatitis：NASH）に分類される．

1. 肝臓の脂肪沈着は，組織学的に 5% 以上を有意とする．
2. NASH は，病理診断による脂肪変性，炎症，肝細胞傷害（風船様変性）が特徴である．
3. NAFL と NASH は，相互移行がある．NAFL の一部は，進行速度は遅いが線維化が進行することもある．
4. 飲酒の上限はエタノール換算男性 30 g/日，女性 20 g/日が基準である．
5. 薬物に起因する脂肪性肝疾患は，基本的に薬物性肝障害として取り扱う．
6. いわゆる小滴性脂肪変性を呈するライ症候群，急性妊娠性脂肪肝などは，NAFLD からは除外する．
7. NASH 肝硬変のなかに，進行とともに脂肪変性や風船様変性などの NASH の特徴が消失し，burned-out NASH を呈するものもある．

　＊生命予後に最も関連する病理所見は，肝線維化であり，線維化の程度に応じて経過観察方法・治療法を考慮すべきである．

フローチャート

NAFLD/NASH 治療フローチャート

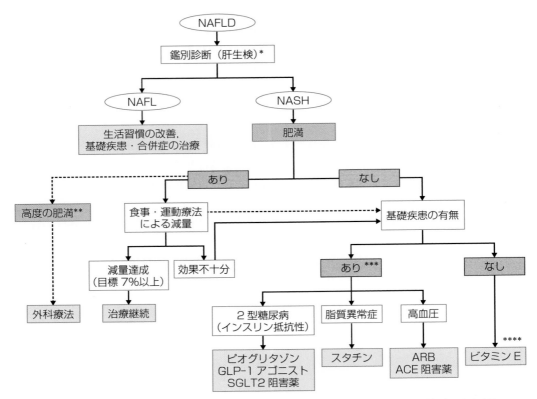

* : 肝生検を施行していないが線維化が疑われる NAFLD は NASH の可能性を検討し治療する
** : 保険適用は，①6ヵ月以上の内科的治療が行われているにもかかわらず BMI 35kg/m² 以上であること，②糖尿病，高血圧，脂質異常症，睡眠時無呼吸症候群のうち 1 つ以上を有していることと定められている
*** : 基礎疾患それぞれに適応の薬剤にビタミン E を適宜追加する
**** : 本邦では NAFLD/NASH 治療として保険適用になっていない
注 : 各段階において各々の基礎疾患に準じた治療を適宜追加する

脳・心血管疾患系リスクの絞り込みフローチャート

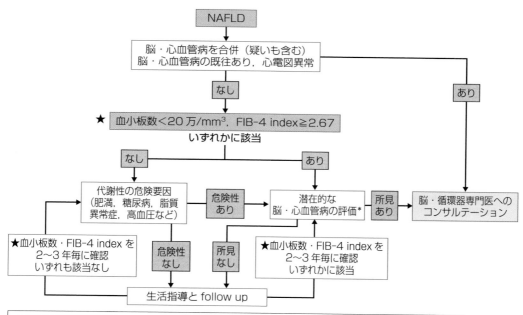

＊施行可能な施設では
運動負荷心電図（マスターダブル法など），頸動脈エコーなどでの評価を考慮する
（心血管病のリスク評価には日本循環器学会，日本動脈硬化学会のガイドラインを参考にする）

肝線維化進展例の絞り込みフローチャート（1）

かかりつけ医から NAFLD 線維化進展例の可能性がある群の拾い上げ
（一次スクリーニング）

健康診断，人間ドックなど

脂肪肝を指摘

医療機関に定期受診あり

代謝性の危険要因を有する症例
（肥満，糖尿病，脂質異常症，高血圧など）

肝逸脱酵素 / 腹部超音波検査
で検査所見異常　　　　　　なし　→　経過観察

あり

肝臓の線維化の可能性を評価
- 線維化マーカー高値*1
- スコアリングシステム［FIB-4 index，NAFLD fibrosis score（NFS）］*2 などで
  線維化の存在の疑いあり
  FIB-4 index 1.3 以上*3，NAFLD fibrosis score（NFS） -1.455 以上
- 血小板数　20 万 /mm³ 未満

線維化進展例を疑ういずれかの所見

なし　　　　　　　　　　　　あり

線維化リスク低い　　　　　　　線維化リスクあり

適時採血，画像をフォローアップ　　消化器科へコンサルテーション

*1：ヒアルロン酸，Ⅳ型コラーゲン 7S，M2BPGi，オートタキシンなど（保険適用考慮）
*2：FIB-4 index：（年齢 ×AST）/ ［血小板（×10⁹/L）×√ALT］
　　　　https://www.eapharma.co.jp/medicalexpert/product/livact/fib-4/calculator.html
　　NFS：−1.675＋0.037×年齢＋0.094×BMI(kg/m²)＋1.13×IFG/diabetes(あり＝1，なし＝0)
　　　＋0.99×AST/ALT−0.013× 血小板（×10⁹/L）−0.66× アルブミン（g/dL）
　　　　https://nafldscore.com/
*3：アルコール性肝障害，高齢者の場合は線維化がなくても FIB-4 index は高値となりやすいので注意

肝線維化進展例の絞り込みフローチャート（2）

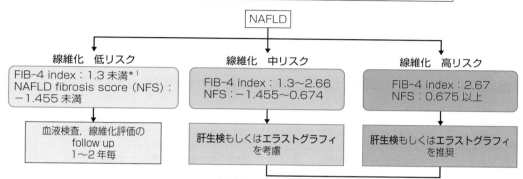

消化器病・肝臓専門医による NAFLD 線維化進展例の可能性がある群の診断
（二次スクリーニングおよび精密検査）

NAFLD

線維化　低リスク	線維化　中リスク	線維化　高リスク
FIB-4 index：1.3 未満[1] NAFLD fibrosis score（NFS）： −1.455 未満	FIB-4 index：1.3〜2.66 NFS：−1.455〜0.674	FIB-4 index：2.67 NFS：0.675 以上
血液検査，線維化評価の follow up 1〜2 年毎	肝生検もしくはエラストグラフィ を考慮	肝生検もしくはエラストグラフィ を推奨

線維化の程度に応じた肝細胞癌のサーベイランスを行う[2]

*1
- FIB-4 index：（年齢 ×AST）/ [血小板（×10⁹/L）×√ALT]
  https://www.eapharma.co.jp/medicalexpert/product/livact/fib-4/calculator.html
- NFS：−1.675+0.037× 年齢+0.094×BMI（kg/m²）+1.13×IFG/diabetes（あり＝1，なし＝0）+0.99×AST/ALT−0.013× 血小板（×10⁹/L）−0.66× アルブミン（g/dL）
  https://nafldscore.com/

*2
- 肝生検で線維化ステージ F0-1，もしくはエラストグラフィで F0-1 相当であった場合は生活習慣の改善を指導し，エラストグラフィは 1 年後に再評価を考慮する．
- 肝硬変の場合には「肝癌診療ガイドライン 2017 年版」に準じ，6 ヵ月毎の超音波検査，6 ヵ月毎の腫瘍マーカーの測定を行い，肝細胞癌のサーベイランスを推奨する．
- 男性で線維化ステージ F2 以上（もしくはエラストグラフィで F2 相当以上）
  女性で線維化ステージ F3 以上（もしくはエラストグラフィで F3 相当以上）
  は肝細胞癌のリスクであり，6〜12 ヵ月毎の超音波を考慮する．

クエスチョン一覧

第1章　疫学

BQ 1-1	NAFLD/NASH の有病率に性差は存在するか？	2
BQ 1-2	NAFLD/NASH の有病率は増加しているか？	3
BQ 1-3	NAFLD/NASH 有病率の国際比較は？	4
BQ 1-4	小児における NAFLD/NASH の有病率は？	5
BQ 1-5	非肥満者における NAFLD/NASH の有病率は？	6
BQ 1-6	NAFLD/NASH からの肝発癌率は？	7
BQ 1-7	NAFLD/NASH において肝臓以外の癌の発生頻度は増加するか？	8

第2章　病態

(1) 遺伝的背景

BQ 2-1	*PNPLA3* 遺伝子多型は，NAFLD/NASH の発症・進展に関係するか？	10
FRQ 2-1	*PNPLA3* 遺伝子多型以外に NAFLD/NASH の発症・病態進展にどのような遺伝子変異が関係するか？	12

(2) その他

BQ 2-2	インスリン抵抗性，糖尿病，肥満，メタボリックシンドロームは NAFLD/NASH 病態進展に影響を及ぼすか？	13
BQ 2-3	脂質の摂取は NAFLD/NASH の発症・病態進展に影響を及ぼすか？	14
BQ 2-4	メタボリック因子以外に NAFLD/NASH に影響を及ぼす病態は？	15
FRQ 2-2	NAFLD/NASH における肝線維化進展のメカニズムは？	17
FRQ 2-3	腸内細菌叢の変化は NAFLD/NASH の病態に影響するか？	18
FRQ 2-4	サルコペニアと NAFLD/NASH の病態は関連するか？	20

第3章　診断

BQ 3-1	NAFLD/NASH を疑うべき臨床症状は？	24
BQ 3-2	NAFLD と定義する飲酒量は？	25
BQ 3-3	二次性脂肪肝の原因は？	27
BQ 3-4	NAFLD/NASH の診断は？	28
CQ 3-1	肥満や2型糖尿病患者に NAFLD/NASH のスクリーニングをいかに行うべきか？	30
CQ 3-2	NAFLD/NASH 患者における肝脂肪量の画像診断は有用か？	32
CQ 3-3	NAFLD/NASH 患者の肝線維化進行度の評価に血液学的バイオマーカーおよびスコアリングシステムは有用か？	34
CQ 3-4	NAFLD/NASH 患者の肝線維化進行度の評価に画像診断は有用か？	36
CQ 3-5	NAFLD 患者における肝生検の適応は？	38
FRQ 3-1	NAFLD/NASH の画像診断は何が有用か？	40

第4章　治療

(1) 食事・運動療法

BQ 4-1　食事・運動療法による減量は NAFLD/NASH に有用か？ ………………………44

CQ 4-1　NAFLD/NASH の改善に勧められる食事内容は？ ………………………46

CQ 4-2　運動療法は NAFLD/NASH に有用か？ ………………………48

(2) 薬物療法

BQ 4-2　常用量の UDCA は NAFLD/NASH に有用か？ ………………………50

CQ 4-3　チアゾリジン誘導体は NAFLD/NASH に有用か？ ………………………51

CQ 4-4　ビグアナイドは NAFLD/NASH に有用か？ ………………………53

CQ 4-5　SGLT2 阻害薬は NAFLD/NASH に有用か？ ………………………55

CQ 4-6　GLP-1 アナログ，DPP-4 阻害薬などのインクレチン関連薬は NAFLD/NASH に
有用か？ ………………………57

CQ 4-7　ビタミン E は NAFLD/NASH に有用か？ ………………………59

CQ 4-8　脂質異常症改善薬は NAFLD/NASH に有用か？ ………………………61

CQ 4-9　アンジオテンシン変換酵素 (ACE) 阻害薬やアンジオテンシンⅡ受容体拮抗薬 (ARB)
は NAFLD/NASH に有用か？ ………………………63

FRQ 4-1　将来 NAFLD/NASH に有用性が期待できる薬剤は何か？ ………………………65

(3) その他

BQ 4-3　減量手術は高度肥満の NAFLD/NASH に有用か？ ………………………69

BQ 4-4　NASH 進展肝不全に肝移植は有用か？ ………………………71

CQ 4-10　少量から中等度のアルコール摂取は NAFLD/NASH の病態へ影響するか？ ……73

CQ 4-11　瀉血は NAFLD/NASH に有用か？ ………………………74

第5章　予後・発癌，follow up

BQ 5-1　NAFLD では一般集団に比較して全死亡率，肝関連死亡率，心血管イベントのリ
スクが増加するか？ ………………………78

CQ 5-1　NAFLD/NASH の follow up は，どのように行うのが適当か？ ………………………79

CQ 5-2　NAFLD/NASH を背景とした肝癌のスクリーニングはどのように行うのが適当か？
………………………81

CQ 5-3　NAFLD/NASH において心血管イベントの発生率は上昇するか？ ………………………83

CQ 5-4　NAFLD の予後 (心血管イベントを含め) を規定する病理学的所見は何か？ ……85

略語一覧

ACC	acetyl-CoA carboxylase	
ACE	angiotensin converting enzyme	アンジオテンシン変換酵素
ALT	alanine transaminase	アラニンアミノトランスフェラーゼ
AMP	adenosine monophosphate-activated protein	
APRI	AST to platelets ratio index	
ARB	angiotensin Ⅱ receptor blocker	アンジオテンシンⅡ受容体拮抗薬
ASK	apoptosis signaling kinase	
AST	aspartate transaminase	アスパラギン酸アミノ基転移酵素
ATP	adenosine triphosphate	アデノシン三リン酸
BIA	bioelectrical impedance analysis	
BMI	body mass index	
CAP	controlled attenuation parameter	
CI	confidence interval	信頼区間
CLDQ	Chronic Liver Disease Questionnaire	
DHEA	dehydroepiandrosterone	デヒドロエピアンドロステロン
DPP-4	dipeptidyl peptidase-4	
DXA	dual energy X-ray absorptiometry	
DYSF	dystrophy-associated fer-1-like protein；dysferlin	
EWAS	exome-wide association study	
FGF	fibroblast growth factor	
FIB-4	Fibrosis-4	
FLIP	fatty liver inhibition of progression	
FXR	farnesoid X receptor	
GATAD2A	GATA zinc finger domain containing 2A	
GCKR	glucokinase gene regulator	
GH	growth hormone	成長ホルモン
GIP	glucose-dependent insulinotropic polypeptide	グルコース依存性インスリン分泌刺激ポリペプチド
GLP-1	glucagon-like peptide-1	グルカゴン様ペプチド-1
GWAS	genome-wide association study	
HSP	heat shock protein	熱ショック蛋白
HU	Hounsfield Unit	
IFG	impaired fasting glucose	空腹時血糖異常
IGF	insulin-like growth factor	インスリン様成長因子
IL	interleukin	インターロイキン
IRS1	insulin receptor substrate 1	インスリン受容体基質1
MBOAT7	membrane bound O-acyltransferase domain containing 7	
MRS	MRI spectroscopy	
NAFL	nonalcoholic fatty liver	非アルコール性脂肪肝
NAFLD	nonalcoholic fatty liver disease	非アルコール性脂肪性肝疾患
NAS	NAFLD activity score	
NASH	nonalcoholic steatohepatitis	非アルコール性脂肪肝炎

NFS	NAFLD fibrosis score	
NLFS	NAFLD liver fat score	
PCOS	polycystic ovarian syndrome	多嚢胞性卵巣症候群
PD	pancreaticoduodenectomy	膵頭十二指腸切除
PDFF	proton density fat fraction	
PDGF	platelet-derived growth factor	血小板由来成長因子
PEMT	phosphatidylethanolamine N-methyltransferase	
PⅢNP	N-terminal procollagen Ⅲ peptide	
PNPLA3	patatin-like phospholipase domain-containing 3 protein	
PPAR	peroxisome proliferator-activated receptor	
QOL	quality of life	生活の質
SGLT2	sodium glucose cotransporter 2	ナトリウム/グルコース共輸送体2
SREBP-1c	sterol regulatory element-binding protein 1c	
SSAO	semicarbazide-sensitive amine oxidase	セミカルバジド感受性アミンオキシダーゼ
SWE	shear wave elastography	
TGF	transforming growth factor	トランスフォーミング増殖因子
TIMP	tissue inhibitor of metalloproteinase	
TLR	toll-like receptor	
TM6SF2	transmembrane 6 superfamily 2	
TNF	tumor necrosis factor	腫瘍壊死因子
TZD	thiazolidinedione	チアゾリジン誘導体
UDCA	ursodeoxycholic acid	ウルソデオキシコール酸
VCTE	vibration-controlled transient elastography	
VLDL	very low density lipoprotein	超低密度リポ蛋白質

第1章
疫学

NAFLD/NASH の有病率に性差は存在するか？

回答

- NAFLD の有病率の性差に一定の見解は得られていないが，本邦を含めアジア諸国では男性が女性よりも高頻度の傾向である．NASH の有病率の性差については明らかでない．

解説

　NAFLD および NASH の頻度をメタアナリシスの手法で検討した Younossi らの報告をはじめ，NAFLD および NASH の全世界的な有病率について性差に関する言及はない[1]．一方でアジア人を対象とした疫学的研究において，NAFLD の男性有病率が女性よりも高い傾向にある[2~6]．本邦においても同様に，男性の有病率が 32.2～41.0％，女性が 8.7～17.7％であり，男性の有病率が高い[2,3]．しかし一方でタイからの報告では有病率は女性で 22.9％，男性で 18.3％であり，女性のほうが高い[7]．

　NASH の有病率における性差は，肝生検におけるセレクションバイアスの影響もあり明らかでない．本邦では NAFLD における NASH の割合は若年者において男性に多いが，60 歳以上では女性に多いと報告されており[8]，加齢や閉経に伴うエストロゲンの低下が NAFLD 病態の進展に影響していると考えられている．

文献

1) Younossi ZM, Koenig AB, Abdelatif D, et al. Global epidemiology of nonalcoholic fatty liver disease-Meta-analytic assessment of prevalence, incidence, and outcomes. Hepatology 2016; **64**: 73-84（メタ）
2) Hamaguchi M, Takeda N, Kojima T, et al. Identification of individuals with non-alcoholic fatty liver disease by the diagnostic criteria for the metabolic syndrome. World J Gastroenterol 2012; **18**: 1508-1516（横断）
3) Eguchi Y, Hyogo H, Ono M, et al. Prevalence and associated metabolic factors of nonalcoholic fatty liver disease in the general population from 2009 to 2010 in Japan: a multicenter large retrospective study. J Gastroenterol 2012; **47**: 586-595（横断）
4) Sinn DH, Kang D, Jang HR, et al. Development of chronic kidney disease in patients with nonalcoholic fatty liver disease: A cohort study. J Hepatol 2017; **67**: 1274-1280（コホート）
5) Li L, You W, Ren W. The ZJU index is a powerful index for identifying NAFLD in the general Chinese population. Acta Diabetologica 2017; **54**: 905-911（横断）
6) Weston SR, Leyden W, Murphy R, et al. Racial and ethnic distribution of nonalcoholic fatty liver in persons with newly diagnosed chronic liver disease. Hepatology 2005; **41**: 372-379（横断）
7) Summart U, Thinkhamrop B, Chamadol N, et al. Gender differences in the prevalence of nonalcoholic fatty liver disease in the Northeast of Thailand: a population-based cross-sectional study. F1000Research 2017; **6**: 1630（横断）
8) Hashimoto E, Tokushige K. Prevalence, gender, ethnic variations, and prognosis of NASH. J Gastroenterol 2011; **46** (Suppl 1): 63-69（横断）

BQ 1-2

NAFLD/NASH の有病率は増加しているか？

回答

●肥満人口の増加を背景に NAFLD の有病率は上昇していると考えられる.

解説

　Younossi らのメタアナリシスによると，NAFLD の全世界での推定有病率は 2000～2005 年で 20.13％（95％CI 10.03～36.31），2006～2010 年で 23.75％（95％CI 17.86～30.84），2011～2015 年で 26.80％（95％CI 23.47～30.42）と増加している [1]. また，米国における慢性肝疾患全体における NAFLD の頻度も増加傾向にあり，1988～1994 年で 46.8％，1994～2004 年で 62.84％，2005～2008 年で 75.1％であった. 本邦において大規模コホートを対象とした縦断研究は報告されていないが，検診受診者を対象とした 2001 年の調査では 18％であったのに対して [2]，2009～2010 年での調査では 29.7％と増加している [3]. NASH の有病率の変化は不明であるが，NAFLD の増加と並行して増加している可能性が高いと考えられており，線維化の進展したステージ 3 以上の NAFLD は 2016 年で 66 万人，2030 年では 99 万人と確率モデル（マルコフモデル）を用いた推定においても増加していくと予測されている [4].

文献

1) Younossi ZM, Koenig AB, Abdelatif D, et al. Global epidemiology of nonalcoholic fatty liver disease-Meta-analytic assessment of prevalence, incidence, and outcomes. Hepatology 2016; **64**: 73-84（メタ）
2) Hamaguchi M, Kojima T, Takeda N, et al. The metabolic syndrome as a predictor of nonalcoholic fatty liver disease. Ann Intern Med 2005; **143**: 722-728（横断）
3) Eguchi Y, Hyogo H, Ono M, et al. Prevalence and associated metabolic factors of nonalcoholic fatty liver disease in the general population from 2009 to 2010 in Japan: a multicenter large retrospective study. J Gastroenterol 2012; **47**: 586-595（横断）
4) Estes C, Anstee QM, Arias-Loste MT, et al. Modeling NAFLD disease burden in China, France, Germany, Italy, Japan, Spain, United Kingdom, and United States for the period 2016-2030. J Hepatol 2018; **69**: 896-904（コホート）

BQ 1-3

NAFLD/NASH 有病率の国際比較は？

回答

● NAFLD/NASH の有病率には国や地域において差異が存在すると考えられる.

解説

　NAFLD の有病率には国や地域において差異が存在すると考えられる. 8,515,431 人を対象とした 86 の NAFLD 疫学研究を検討したメタアナリシスにおいて，NAFLD の有病率はそれぞれ Global 25.24%，アジア 27.37%，中東 31.79%，北米 24.13%，南米 30.45%，欧州 23.71%，アフリカ 13.48% と報告されており，中東で最も高くアフリカで低い結果であった[1]. 本邦の有病率は検診受診者を対象とした研究では 29.7〜32.2% である[2,3]. 一方で同じ大陸や地域内であっても NAFLD の有病率には環境や研究対象コホートの年齢，性別，人種，また NAFLD の診断方法などの違いによって差異が存在すると考えられる[4].

　NASH の有病率としても，国や地域において差異が存在すると考えられており，マルコフモデルを用いた解析により 2016 年の推測でアジア（日本 3.0%，中国 2.4%），欧州（フランス 3.6%，ドイツ 4.1%，イタリア 4.4%，スペイン 3.9%，英国 4.1%），米国（5.3%）と有病率は異なっている[5].

文献

1) Younossi ZM, Koenig AB, Abdelatif D, et al. Global epidemiology of nonalcoholic fatty liver disease-Meta-analytic assessment of prevalence, incidence, and outcomes. Hepatology 2016; **64**: 73-84 （メタ）
2) Hamaguchi M, Takeda N, Kojima T, et al. Identification of individuals with non-alcoholic fatty liver disease by the diagnostic criteria for the metabolic syndrome. World J Gastroenterol 2012; **18**: 1508-1516 （横断）
3) Eguchi Y, Hyogo H, Ono M, et al. Prevalence and associated metabolic factors of nonalcoholic fatty liver disease in the general population from 2009 to 2010 in Japan: a multicenter large retrospective study. J Gastroenterol 2012; **47**: 586-595 （横断）
4) Vernon G, Baranova A, Younossi ZM. Systematic review: the epidemiology and natural history of non-alcoholic fatty liver disease and non-alcoholic steatohepatitis in adults. Aliment Pharmacol Ther 2011; **34**: 274-285 （メタ）
5) Estes C, Anstee QM, Arias-Loste MT, et al. Modeling NAFLD disease burden in China, France, Germany, Italy, Japan, Spain, United Kingdom, and United States for the period 2016-2030. J Hepatol 2018; **69**: 896-904 （メタ）

BQ 1-4

小児における NAFLD/NASH の有病率は？

回答

● 一般小児における NAFLD の有病率は 4〜10％前後，小児肥満においては 15
〜55％の有病率と推測される．NASH の有病率は明らかにはなっていない.

解説

　小児における NAFLD の有病率に関するエビデンスは十分でなく，正確に把握されていない．
小児 NAFLD は成人と同様に環境や研究対象コホートの年齢，性別，人種，また NAFLD の診
断方法などの違いによって差異が存在すると考えられる．住民対照研究を検討したメタアナリ
シスでは 7.6％と報告されており[1]，また肝疾患以外の死因も含む小児の病理解剖症例における
有病率は 9.6％であった[2]．本邦では一般中学生を対象とした研究で NAFLD の有病率は 4.4〜
4.5％であった[3]．これらのエビデンスから小児における NAFLD の有病率は 4〜10％前後である
と推測される．また，成人と同様に肥満や糖尿病は NAFLD のリスク因子であり，有病率が上
昇し，肥満においては 15〜55％の有病率と推測される[1,4〜6]．

　NASH の有病率は明らかにはなっていない.

文献

1) Anderson EL, Howe LD, Jones HE, et al. The prevalence of non-alcoholic fatty liver disease in children
and adolescents: a systematic review and meta-analysis. PLoS One 2015; **10**: e0140908 （メタ）
2) Schwimmer JB, Behling C, Newbury R, et al. Histopathology of pediatric nonalcoholic fatty liver disease.
Hepatology 2005; **42**: 641-649 （コホート）
3) Tsuruta G, Tanaka N, Hongo M, et al. Nonalcoholic fatty liver disease in Japanese junior high school stu-
dents: its prevalence and relationship to lifestyle habits. J Gastroenterol 2010; **45**: 666-672 （コホート）
4) Schwimmer JB, McGreal N, Deutsch R, et al. Influence of gender, race, and ethnicity on suspected fatty
liver in obese adolescents. Pediatrics 2005; **115**: e561-e565 （コホート）
5) Schwimmer JB, Newton KP, Awai HI, et al. Paediatric gastroenterology evaluation of overweight and
obese children referred from primary care for suspected non-alcoholic fatty liver disease. Aliment Pharma-
col Ther 2013; **38**: 1267-1277 （コホート）
6) Leon G, de Klerk E, Ho J, et al. Prevalence of comorbid conditions pre-existing and diagnosed at a tertiary
care pediatric weight management clinic. J Pediatr Endocrinol Metab 2018; **31**: 385-390 （コホート）

BQ 1-5

非肥満者における NAFLD/NASH の有病率は？

回答

● 非肥満者における NAFLD 有病率は 7～20％と報告されており，アジアでの有病率が高い傾向である．NASH の有病率は明らかにはなっていない．

解説

一般的に BMI 25 未満に合併する NAFLD が非肥満 NAFLD と定義される[1]．本邦で検診受診者を対象とした非肥満者における NAFLD の有病率は，2002 年の報告で 11.2％[2]，2014 年の報告で 15％[3] であったが，増加傾向か否かは不明である．非肥満 NAFLD は特にアジア諸国での有病率が高く，7～20％と報告されており[1,4,5]，欧米の有病率（10％前後）よりも高い傾向にある[1,6]．WHO による国際的な肥満の定義は BMI 30 以上であるが，アジアにおいて BMI 25 をカットオフとすることが 2004 年に一部容認されている[7]．アジア人は BMI 30 未満であっても内臓肥満やインスリン抵抗性の合併率が欧米より高く，非肥満 NAFLD がアジアにおいて有病率が高い背景であると考えられる．また，その原因として遺伝子多型 PNPLA3 のマイナーヘテロ（CG）やマイナーホモ（GG）が関与していることが報告されている[8,9]．非肥満 NAFLD は脂肪化，風船様変性，線維化などの病理学的な進展が肥満 NAFLD と比較して軽度であると報告されている[10]．また，非肥満 NAFLD であっても食事や運動などの生活習慣改善が有用であることも示されている[11]．NASH の有病率は明らかにはなっていない．

文献

1) Fan JG, Kim SU, Wong VW. New trends on obesity and NAFLD in Asia. J Hepatol 2017; **67**: 862-873（メタ）
2) Omagari K, Kadokawa Y, Masuda JI, et al. Fatty liver in non-alcoholic non-overweight Japanese adults: Incidence and clinical characteristics. J Gastroenterol Hepatol 2002; **17**: 1098-1105（横断）
3) Nishioji K, Sumida Y, Kamaguchi M, et al. Prevalence of and risk factors for non-alcoholic fatty liver disease in a non-obese Japanese population, 2011-2012. J Gastroenterol 2015; **50**: 95-108（横断）
4) Li C, Guo P, Zhang R, et al. Both WHR and FLI as Better Algorithms for Both Lean and Overweight/Obese NAFLD in a Chinese Population. J Clin Gastroenterol 2019; **53**: e253-e260（横断）
5) Wei JL, Leung JC, Loong TC, et al. Prevalence and Severity of Nonalcoholic Fatty Liver Disease in Non-Obese Patients: A Population Study Using Proton-Magnetic Resonance Spectroscopy. Am J Gastroenterol 2015; **110**: 1306-1314（横断）
6) Younossi ZM, Stepanova M, Negro F, et al. Nonalcoholic fatty liver disease in lean individuals in the United States. Medicine (Baltimore) 2012; **91**: 319-327（横断）
7) WHO Expert Consultation. Appropriate body-mass index for Asian populations and its implications for policy and intervention strategies. Lancet 2004; **363** (9403): 157-163
8) Hotta K, Yoneda M, Hyogo H, et al. Association of the rs738409 polymorphism in PNPLA3 with liver damage and the development of nonalcoholic fatty liver disease. BMC Med Genet 2010; **11**: 172（横断）
9) Kitamoto T, Kitamoto A, Yoneda M, et al. Genome-wide scan revealed that polymorphisms in the PNPLA3, SAMM50, and PARVB genes are associated with development and progression of nonalcoholic fatty liver disease in Japan. Human Genetics 2013; **132**: 783-792（横断）
10) Leung JC, Loong TC, Wei JL, et al. Histological severity and clinical outcomes of nonalcoholic fatty liver disease in nonobese patients. Hepatology 2017; **65**: 54-64（コホート）
11) Wong VW, Wong GL, Chan RS, et al. Beneficial effects of lifestyle intervention in non-obese patients with non-alcoholic fatty liver disease. J Hepatol 2018; **69**: 1349-1356（ランダム）

BQ 1-6

NAFLD/NASH からの肝発癌率は？

回答

● NAFLD からの肝発癌率は低率（0.44/1,000 人・年）であるが肝病態の進展とともにリスクは上昇し，NASH では 5.29/1,000 人・年，肝硬変では 0.45〜22.6/1,000 人・年であると考えられる．

解説

　Younossi らのメタアナリシスによると，NAFLD からの肝癌発癌率は 0.44/1,000 人・年と低い[1]．本邦においても同様に NAFLD からの肝発癌率は低く，Kawamura らが 0.43/1,000 人・年と報告している[2]．NASH では発癌率は上昇する傾向にあり，5.29/1,000 人・年と報告されている[1]．NAFLD 関連の肝硬変においてはコホート種によってばらつきがあるものの 0.45〜22.6/1,000 人・年であり，肝病態の進展は NAFLD の肝発癌リスクであると考えられる[3〜7]．一方，未治療の B 型肝硬変における発癌率は 3%/年，未治療の C 型肝硬変における発癌率は 6%/年と報告されており[8,9]，NAFLD 関連の肝硬変の発癌率はこれらよりも低いと考えられる．

　肝発癌を含む肝関連死亡または肝移植の頻度は NAFLD の死因では心血管疾患，肝外悪性腫瘍について 3 番目であるが，全死亡または肝移植，肝関連死亡または肝移植とも肝線維化がリスク因子である[10,11]．

文献

1) Younossi ZM, Koenig AB, Abdelatif D, et al. Global epidemiology of nonalcoholic fatty liver disease-Meta-analytic assessment of prevalence, incidence, and outcomes. Hepatology 2016; **64**: 73-84（メタ）

2) Kawamura Y, Arase Y, Ikeda K, et al. Large-scale long-term follow-up study of Japanese patients with non-alcoholic fatty liver disease for the onset of hepatocellular carcinoma. Am J Gastroenterol 2012; **107**: 253-261（コホート）

3) Dyson J, Jaques B, Chattopadhyay D, et al. Hepatocellular cancer: the impact of obesity, type 2 diabetes and a multidisciplinary team. J Hepatol 2014; **60**: 110-117（ケースコントロール）

4) Ascha MS, Hanouneh IA, Lopez R, et al. The incidence and risk factors of hepatocellular carcinoma in patients with nonalcoholic steatohepatitis. Hepatology 2010; **51**: 1972-1978（コホート）

5) Amarapurkar DN, Dharod M, Gautam S, et al. Risk of development of hepatocellular carcinoma in patients with NASH-related cirrhosis. Trop Gastroenterol 2013; **34**: 159-163（コホート）

6) Hashimoto E, Yatsuji S, Tobari M, et al. Hepatocellular carcinoma in patients with nonalcoholic steatohepatitis. J Gastroenterol 2009; **44** (Suppl 19): 89-95（コホート）

7) Yatsuji S, Hashimoto E, Tobari M, et al. Clinical features and outcomes of cirrhosis due to nonalcoholic steatohepatitis compared with cirrhosis caused by chronic hepatitis C. J Gastroenterol Hepatol 2009; **24**: 248-254（コホート）

8) Ikeda K, Saitoh S, Koida I, et al. A multivariate analysis of risk factors for hepatocellular carcinogenesis: a prospective observation of 795 patients with viral and alcoholic cirrhosis. Hepatology 1993; **18**: 47-53（コホート）

9) Kobayashi M, Ikeda K, Hosaka T, et al. Natural history of compensated cirrhosis in the Child-Pugh class A compared between 490 patients with hepatitis C and 167 with B virus infections. J Med Virol 2006; **78**: 459-465（コホート）

10) Dulai PS, Singh S, Patel J, et al. Increased risk of mortality by fibrosis stage in nonalcoholic fatty liver disease: Systematic review and meta-analysis. Hepatology 2017; **65**: 1557-1565（メタ）

11) Angulo P, Kleiner DE, Dam-Larsen S, et al. Liver Fibrosis, but no other histologic features, is Associated with long-term outcomes of patients with nonalcoholic fatty liver disease. Gastroenterology 2015; **149**: 389-397.e10（コホート）

BQ 1-7

NAFLD/NASH において肝臓以外の癌の発生頻度は増加するか？

回答

● NAFLD/NASH では大腸癌の発生頻度および女性における乳癌の発生頻度が増加する.

解説

　NAFLD 患者において大腸腺腫の発生頻度が一般人口と比較して 1.5〜1.7 倍に増加することがメタアナリシスで報告されている[1,2]. 韓国および中国からそれぞれ 2,315 人・5,517 人での大腸癌の発生頻度を検討した研究では，その発生頻度が 1.87〜3.08 倍に増加することを報告している[3,4]. また，8,721 人を約 7.5 年経過観察した韓国の研究では男性の大腸癌のハザード比 2.01，女性の乳癌のハザード比 1.92 と発生頻度が増加した[5]. この研究では線維化マーカーの増加に従って癌の発生リスクが増加することを報告しており，また他の研究でも同様に線維化マーカーの上昇に従って大腸腺腫の発生頻度が増加したという報告がされている[6]. これより NAFLD においては大腸癌や乳癌の発生頻度が増加し，また病態の進行に伴い発生リスクが増加することが予想される.

　また，胃癌や前立腺癌が増加するといった報告もあるが[7]，これらに関しては十分なエビデンスは集積されていない.

文献

1) Ding W, Fan J, Qin J. Association between nonalcoholic fatty liver disease and colorectal adenoma: a systematic review and meta-analysis. Int J Clin Exp Med 2015; **8**: 322-333（メタ）
2) Shen H, Lipka S, Kumar A, et al. Association between nonalcoholic fatty liver disease and colorectal adenoma: a systemic review and meta-analysis. J Gastrointest Oncol 2014; **5**: 440-446（メタ）
3) Lee YI, Lim YS, Park HS. Colorectal neoplasms in relation to non-alcoholic fatty liver disease in Korean women: a retrospective cohort study. J Gastroenterol Hepatol 2012; **27**: 91-95（コホート）
4) Lin XF, Shi KQ, You J, et al. Increased risk of colorectal malignant neoplasm in patients with nonalcoholic fatty liver disease: a large study. Mol Biol Rep 2014; **41**: 2989-2997（横断）
5) Kim GA, Lee HC, Choe J, et al. Association between non-alcoholic fatty liver disease and cancer incidence rate. J Hepatol 2017; **2**: 32294-32298（コホート）
6) Ahn JS, Sinn DH, Min YW, et al. Non-alcoholic fatty liver diseases and risk of colorectal neoplasia. Aliment Pharmacol Ther 2017; **45**: 345-353（横断）
7) Sanna C, Rosso C, Marietti M, et al. Non-Alcoholic Fatty Liver Disease and Extra-Hepatic Cancers. Int J Mol Sci 2016; **17**: 717

第2章
病態

PNPLA3 遺伝子多型は，NAFLD/NASH の発症・進展に関係するか？

回答

● *PNPLA3* 遺伝子多型は，NAFLD/NASH の発症・病態進展に影響を及ぼす．

解説

　遺伝的素因は NAFLD/NASH の発症および病態進展に重要な影響を及ぼす．NAFLD/NASH 患者を対象とした genome-wide association study（GWAS）が行われ，patatin-like phospholipase domain containing 3 protein（PNPLA3）の I148M 一塩基多型（rs738409C>G）が NAFLD/NASH 発症に関与する感受性遺伝子として 2008 年に世界ではじめて報告された[1]．日本人を対象とした GWAS 研究でも PNPLA3 は NAFLD/NASH 発症および，病態進展の感受性遺伝子であることが明らかとなっている[2,3]．特に Matteoni 分類別の検討では Type 4 においてマイナーアレル保有者の割合が高く，病態進展にも深く関与していることが明らかとなった．その他，複数の同様の研究でも *PNPLA3* 遺伝子多型が NAFLD/NASH 発症および病態進展に関与していることが示されており，人種差を超えて *PNPLA3* 遺伝子多型が NAFLD/NASH 発症・病態進展に関与していることが明らかとなっている．*PNPLA3* がコードする adiponutrin は脂肪滴膜に局在し，リパーゼ活性を促進させ，脂質代謝に関与する[4]．NAFLD 疾患感受性を高める *PNPLA3* の I148M 遺伝子変異は脂肪合成ステップに関与するリゾホスファチジン酸アシルトランスフェラーゼ活性の上昇をもたらし，肝脂肪化を促進する作用を有している[5]．PNPLA3 GG ホモ変異は日本人一般人口の約 20％存在し，日本人は欧米人に比べ，PNPLA3 のマイナーアレル（G）保有率が高いことが報告されている[6]．PNPLA3 G アレルは NAFLD/NASH 発症，線維化進展，肝発癌に寄与しているとの報告が国内外よりなされており[7,8]，PNPLA3 G アレル保有頻度の高い日本人は NAFLD/NASH を発症しやすいと考えられている．

文献

1) Romeo S, Kozlitina J, Xing C, et al. Genetic variation in PNPLA3 confers susceptibility to nonalcoholic fatty liver disease. Nat Genet 2008; **40**: 1461-1465（横断）
2) Kawaguchi T, Sumida Y, Umemura A, et al. Genetic polymorphisms of the human PNPLA3 gene are strongly associated with severity of non-alcoholic fatty liver disease in Japanese. PLoS One 2012; **7**: e38322（横断）
3) Kawaguchi T, Shima T, Mizuno M, et al. Risk estimation model for nonalcoholic fatty liver disease in the Japanese using multiple genetic markers. PLoS One 2018; **13**: e0185490（横断）
4) He S, McPhaul C, Li JZ, et al. A Sequence Variation (I148M) in PNPLA3 Associated With Nonalcoholic Fatty Liver Disease Disrupts Triglyceride Hydrolysis. J Biol Chem 2010; **285**: 6706-6715
5) Pingitore P, Pirazzi C, Mancina RM, et al. Recombinant PNPLA3 Protein Shows Triglyceride Hydrolase Activity and Its I148M Mutation Results in Loss of Function. Biochim Biophys Acta 2014; **1841**: 574-580
6) Nishioji K, Mochizuki N, Kobayashi M, et al. The Impact of PNPLA3 rs738409 Genetic Polymorphism and Weight Gain ≥10 kg after Age 20 on Non-Alcoholic Fatty Liver Disease in Non-Obese Japanese Individuals. PLoS One 2015; **10**: e0140427（横断）
7) Seko Y, Sumida Y, Tanaka S, et al. Development of Hepatocellular Carcinoma in Japanese Patients With

Biopsy-Proven Non-Alcoholic Fatty Liver Disease: Association Between PNPLA3 Genotype and hepato-carcinogenesis/fibrosis Progression. Hepatol Res 2017; **47**: 1083-1092（コホート）

8) Sookoian S, Pirola CJ. Meta-analysis of the Influence of I148M Variant of Patatin-Like Phospholipase Domain Containing 3 Gene (PNPLA3) on the Susceptibility and Histological Severity of Nonalcoholic Fatty Liver Disease. Hepatology 2011; **53**: 1883-1894（メタ）

PNPLA3 遺伝子多型以外に NAFLD/NASH の発症・病態進展にどのような遺伝子変異が関係するか？

回答

● *TM6SF2* をはじめとした様々な遺伝子多型が NAFLD/NASH の発症および病態進展に寄与しており，寄与する遺伝子多型は人種によって一部異なる．

解説

　NAFLD 患者を対象とした近年の GWAS（genome-wide association study），EWAS（exome-wide association study）によって *PNPLA3* 以外にも複数の遺伝子多型が NAFLD 発症および病態進展と関与していることが示されてきた．黒人，白人 NAFLD を対象とした EWAS によって *TM6SF2*（transmembrane 6 superfamily member 2）遺伝子多型（rs58542926）が NAFLD/NASH 発症，NAFLD 線維化進展に関与していることが示された[1,2]．*GCKR*（glucokinase gene regulator）変異（rs1260326）は loss of function であり，脂肪酸酸化障害によって肝臓脂肪沈着が増加する[2]．日本人 NAFLD 患者 936 人を対象とした GWAS によっても *PNPLA3*，*GCKR* を含む 4 つの遺伝子が NAFLD 関連遺伝子変異として見出された[3]．また，*GATAD2A*（GATA zinc finger domain containing 2A）はまだ十分に機能がわかっていないが，NASH 発症に関連することがわかった．同じ GWAS にて日本人 NAFLD 肝癌発症に関連する遺伝子変異として *DYSF*（dystrophy-associated fer-1-like protein; dysferlin）が報告された．*MBOAT7*（membrane bound O-acyltransferase domain containing 7）遺伝子多型（rs641738）は MBOAT7 の肝臓での蛋白発現低下に関与しており，NAFLD 肝癌発症のリスクファクターであることが報告されている[4,5]．*MBOAT7* は日本人での GWAS では有意ではなかった．メタアナリシスでは *PEMT*（phosphatidylethanolamine N-methyltransferase）rs7496 A（V175M）は東アジア人，特に日本人で NAFLD 発症に関与することが報告されている[6]．これまでの研究から NAFLD 病態進展には人種によらず共通の変異と人種によって異なる変異が関与していることが示されている．

文献

1) Kozlitina J, Smagris E, Stender S, et al. Exome-wide association study identifies a TM6SF2 variant that confers susceptibility to nonalcoholic fatty liver disease. Nat Genet 2014; **46**: 352-356（横断）
2) Dongiovanni P, Petta S, Maglio C, et al. Transmembrane 6 superfamily member 2 gene variant disentangles nonalcoholic steatohepatitis from cardiovascular disease. Hepatology 2015; **61**: 506-514（横断）
3) Kawaguchi T, Shima T, Mizuno M, et al. Risk estimation model for nonalcoholic fatty liver disease in the Japanese using multiple genetic markers. PLoS One 2018; **13**: e0185490（横断）
4) Mancina RM, Dongiovanni P, Petta S, et al. The MBOAT7-TMC4 Variant rs641738 Increases Risk of Nonalcoholic Fatty Liver Disease in Individuals of European Descent. Gastroenterology 2016; **150**: 1219-1230.e6（横断）
5) Donati B, Dongiovanni P, Romeo S, et al. MBOAT7 rs641738 variant and hepatocellular carcinoma in noncirrhotic individuals. Sci Rep 2017; **7**: 4492（横断）
6) Tan HL, Mohamed R, Mohamed Z, et al. Phosphatidylethanolamine N-methyltransferase gene rs7946 polymorphism plays a role in risk of nonalcoholic fatty liver disease: evidence from meta-analysis. Pharmacogenet Genomics 2016; **26**: 88-95（メタ）

BQ 2-2

インスリン抵抗性，糖尿病，肥満，メタボリックシンドロームは NAFLD/NASH 病態進展に影響を及ぼすか？

回答

● インスリン抵抗性，メタボリックシンドロームは他の要因と並行して NAFLD/NASH 病態進展に影響を及ぼす．

解説

　NAFLD/NASH 発症の最も重要な因子は肥満であり，NAFLD/NASH 患者の内臓脂肪量と肝細胞内脂肪量に正の相関が示されている[1]．NAFLD/NASH の主な背景としてインスリン抵抗性の増悪，およびメタボリックシンドロームとその関連疾患の 2 型糖尿病，脂質異常症，高血圧症があり，なかでも 2 型糖尿病は NAFLD/NASH の発症・病態進展との関連性が強い[2,3]．その他，年齢，遺伝的素因も NAFLD/NASH の発症および進展に影響を及ぼす因子として重要である．NAFLD/NASH 発症の病因・病態は two hit theory（1st hit として NAFL が起こり，2nd hit として NASH へと進展する）が有名であるが[4]，必ずしもすべての症例が NAFL を経由しないことから "multiple parallel hits hypothesis" という概念が提唱されている[5]．これは肝の脂肪化と炎症・線維化進展に関与する様々要因が並行して肝臓に作用し，NASH を発症するという考え方である．肝臓と脂肪組織，腸管など他臓器との相互作用が NAFLD/NASH の病態進展に寄与しており，脂質の肝細胞への流入増加による酸化ストレス亢進，インスリン抵抗性増加，脂肪組織からのアディポサイトカイン分泌異常，腸管からのエンドトキシン流入などがあげられ，これらが同時進行的に NAFLD/NASH 発症および病態進展に関与している．

文献

1) Koda M, Kawakami M, Murawaki Y, et al. The impact of visceral fat in nonalcoholic fatty liver disease: cross-sectional and longitudinal studies. J Gastroenterol 2007; **42**: 897-903（コホート）
2) Kojima H, Sakurai S, Uemura M, et al. Mitochondrial abnormality and oxidative stress in nonalcoholic steatohepatitis. Alcohol Clin Exp Res 2007; **31** (1 Suppl): S61-S66（横断）
3) El-Serag HB, Tran T, Everhart JE. Diabetes increases the risk of chronic liver disease and hepatocellular carcinoma. Gastroenterology 2004; **126**: 460-468（コホート）
4) Day CP, James OF. Steatohepatitis: a tale of two "hits"? Gastroenterology 1998; **114**: 842-845
5) Tilg H, Moschen AR. Evolution of inflammation in nonalcoholic fatty liver disease: the multiple parallel hits hypothesis. Hepatology 2010; **52**: 1836-1846

第2章 病態

脂質の摂取は NAFLD/NASH の発症・病態進展に影響を及ぼすか？

回答

● 脂質の過剰摂取は NAFLD/NASH の病態進展に影響する．

解説

　過剰な脂質，特に飽和脂肪酸，コレステロール摂取は NAFLD の発症，進展に影響を与える．これらの脂質の過剰摂取は肝臓への遊離脂肪酸の流入を増加させるだけでなく酸化ストレスも増加させる．インスリン抵抗性を背景に持つ NAFLD では糖新生抑制が起こりにくくなることに加え，IRS1 を介した SREBP-1c による脂肪酸合成系が亢進する．さらに内臓脂肪組織での脂肪分解もインスリン抵抗性状態では抑制されず，門脈からの遊離脂肪酸の肝臓への流入が増加する．流入した過剰な遊離脂肪酸はさらに糖新生を誘導するため，負のサイクルとなり病態を進展させる．また，インスリンは肝細胞内に蓄積した中性脂肪の VLDL への変換，血中への放出を抑制するため，肝内の中性脂肪沈着が促進される [1]．また，NASH 患者では飽和脂肪酸，コレステロールの摂取が多く不飽和脂肪酸の摂取量が少ないことが報告されている．ラットでの基礎的な検討では ω-3 不飽和脂肪酸はインスリン感受性を増加させ，肝内の脂肪量を低下させるといわれている．複数の RCT では ω-3，ω-6 ともに肝内の脂肪量を低下させるが NASH の改善や肝線維化を改善するかは明らかではない [2,3]．不飽和脂肪酸を多く含む地中海式食事法（Mediterranean diet）は肝脂肪を有意に低下させることが報告されており [4,5]，現在 EASL-EASD-EASO Clinical Practice Guideline において NAFLD 患者に対する食事療法として推奨されている [6]．

文献

1) Maher JJ, Leon P, Ryan JC. Beyond insulin resistance: Innate immunity in nonalcoholic steatohepatitis. Hepatology 2008; **48**: 670-678

2) Sanyal AJ, Abdelmalek MF, Suzuki A, et al. No significant effects of ethyl-eicosapentanoic acid on histologic features of nonalcoholic steatohepatitis in a phase 2 trial. Gastroenterology 2014; **147**: 377-384.e1 （ランダム）

3) Argo CK, Patrie JT, Lackner C, et al. Effects of n-3 fish oil on metabolic and histological parameters in NASH: a double-blind, randomized, placebo-controlled trial. J Hepatol 2015; **62**: 190-197 （ランダム）

4) Lu W, Li S, Li J, et al. Effects of Omega-3 Fatty Acid in Nonalcoholic Fatty Liver Disease: A Meta-Analysis. Gastroenterol Res Pract 2016; **2016**: 1459790 （メタ）

5) Bjermo H, Iggman D, Kullberg J, et al. Effects of n-6 PUFAs compared with SFAs on liver fat, lipoproteins, and inflammation in abdominal obesity: a randomized controlled trial. Am J Clin Nutr 2012; **95**: 1003-1012 （ランダム）

6) European Association for the Study of the Liver (EASL); European Association for the Study of Diabetes (EASD); European Association for the Study of Obesity (EASO). EASL-EASD-EASO Clinical Practice Guidelines for the management of non-alcoholic fatty liver disease. J Hepatol 2016; **64**: 1388-1402 （ガイドライン）

BQ **2-4**

メタボリック因子以外に NAFLD/NASH に影響を及ぼす病態は？

回答

● 副腎，下垂体，甲状腺，性腺ホルモン異常はインスリン抵抗性や脂質代謝異常を介して NAFLD 発症に関与することが示唆される．その他，乾癬，睡眠時無呼吸症候群，膵頭十二指腸切除術後は NAFLD と関連している．

解説

　多くのホルモン異常は全身および肝の代謝やインスリン抵抗性に関与し NAFLD を発症，進展させることが示唆されている．性腺機能低下症によるテストステロンの低下は NAFLD と関連する．495 例の横断研究ではテストステロン 0～1.1 pmol/L の低値群において NAFLD のリスクが 4.52 倍高まると報告されている[1]．性腺機能低下症の男性にテストステロン補充療法を行うと，体重，腹囲，血中 TNFα 値が改善したとの報告はあるが，NAFLD の改善をもたらすかどうかは明らかではない．同様に男性ホルモンの一種である副腎から分泌されるデヒドロエピアンドロステロン（DHEA）は NAFLD の線維化進展に伴い低下しているという報告が国内外からされている[2,3]．

　排卵障害と高アンドロゲン血症を特徴とする多嚢胞性卵巣症候群（polycystic ovarian syndrome：PCOS）ではインスリン抵抗性と肥満を高率に合併することが知られている．これらを背景として PCOS 患者の 30～70% が NAFLD を合併しているといわれており，Targher らは近年 PCOS 患者において NAFLD が増加していると報告している[4]．また，非肥満であっても PCOS は NAFLD 発症リスクとなるとの報告もあり[5]，高アンドロゲン血症が独立して寄与していることも示唆される．スクリーニングや治療方法は確立されていないが，肝機能異常やメタボリックシンドロームを合併している PCOS 患者においては NAFLD/NASH の有無を検査すべきである．

　下垂体機能低下症においては体重増加やインスリン抵抗性，脂質異常とともに NAFLD が多く合併する[6]．その理由として成長ホルモン（GH）低下があげられる．GH は肝からの IGF-1 とともに肝における脂質代謝を制御する働くため下垂体機能低下症などでは NAFLD の発症リスクとなる．1,667 例の NAFLD 症例を含む大規模な横断研究において NAFLD 群では GH 値が低く，GH 値<0.45 ng/mL は線維化ステージ≧2 に相関していた．GH 補充療法については肝機能や組織所見を改善するという報告もあるが肝の脂肪は変化しないという報告もあり定まっていない．

　甲状腺ホルモンは代謝や肝での脂肪酸の β 酸化やミトコンドリアへの脂肪酸輸送などに関与しているが甲状腺機能低下症ではこれらの機能が低下し NAFLD を惹起する．4,648 人の健診データを用いた横断研究では，free T_4<0.7 ng/dL の顕性甲状腺機能低下症で NAFLD のリスクが 1.71 倍になるだけでなく，0.7～1.8 ng/dL の非顕性の甲状腺機能低下症においても 1.36 倍になると報告している[7]．

第2章　病態

乾癬も NAFLD との関連が示唆されている．横断研究では，130 人の乾癬患者の 47％で NAFLD の合併がみられ，年齢，性別，BMI を一致させた非乾癬患者 260 人の 23％に比べて有意に高率であったと報告されている[8]．

睡眠時無呼吸症候群は肥満と独立して NAFLD と関連しているとの報告がある．肝生検にて診断した NAFLD 126 例での検討では，ステージ 2 以上の線維化進展例で睡眠時無呼吸症候群の合併が多かったと報告されている[9]．

NAFLD の原因となる手術として膵頭十二指腸切除（pancreaticoduodenectomy：PD）術があげられる．PD 後は膵内分泌，外分泌機能低下が起こる．PD 後に発症する体重減少，下痢，低アルブミン血症，脂質の吸収不良，脂溶性ビタミン欠乏などを背景に約 30％で NAFLD が発症するとの報告がある[10]．また，PD 後の NAFLD 発症時期については 3〜21 ヵ月と幅広い．PD 後 NAFLD の発症リスクについては様々な報告があるが，大規模な検討はされておらず術後の栄養状態や残膵機能が関与することが示唆されている．パンクレリパーゼやアミノ酸製剤が有用であるとの報告が散見されるが，少数例での RCT ではパンクレリパーゼの有用性は認められなかった[11]．

▌文献▐

1) Kim S, Kwon H, Park JH, et al. A low level of serum total testosterone is independently associated with nonalcoholic fatty liver disease. BMC Gastroenterology 2012; **12**: 69（横断）

2) Tokushige K, Hashimoto E, Kodama K, et al. Serum metabolomic profile and potential biomarkers for severity of fibrosis in nonalcoholic fatty liver disease. J Gastroenterol 2013; **48**: 1392-1400（横断）

3) Charlton M, Angulo P, Chalasani N, et al. Low circulating levels of dehydroepiandrosterone in histologically advanced nonalcoholic fatty liver disease. Hepatology 2008; **47**: 484-492（コホート）

4) Targher G, Rossini M, Lonardo A. Evidence that non-alcoholic fatty liver disease and polycystic ovary syndrome are associated by necessity rather than chance: a novel hepato-ovarian axis? Endocrine 2016; **51**: 211-221（メタ）

5) Kim JJ, Kim D, Yim JY, et al. Polycystic ovary syndrome with hyperandrogenism as a risk factor for non-obese non-alcoholic fatty liver disease. Aliment Pharmacol Ther 2017; **45**: 1403-1412（ケースコントロール）

6) Adams LA, Feldstein A, Lindor KD, et al. Nonalcoholic fatty liver disease among patients with hypothalamic and pituitary dysfunction. Hepatology 2004; **39**: 909-914（横断）

7) Chung GE, Kim D, Kim W, et al. Non-alcoholic fatty liver disease across the spectrum of hypothyroidism. J Hepatol 2012; **57**: 150-156（横断）

8) Gisondi P, et al. Non-alcoholic fatty liver disease in patients with chronic plaque psoriasis. J Hepatol 2009; **51**: 758-764（横断）

9) Petta S, Marrone O, Torres D, et al. Obstructive sleep apnea is associated with liver damage and atherosclerosis in patients with non-alcoholic fatty liver disease. PLoS One 2015; **10**: e0142210（横断）

10) Tanaka N, Horiuchi A, Yokoyama T, et al. Clinical characteristics of de novo nonalcoholic fatty liver disease following pancreaticoduodenectomy. J Gastroenterol 2011; **46**: 758-768（横断）

11) Satoi S, Sho M, Yanagimoto H, et al. Do pancrelipase delayed-release capsules have a protective role against nonalcoholic fatty liver disease after pancreatoduodenectomy in patients with pancreatic cancer? A randomized controlled trial. J Hepatobiliary Pancreat Sci 2016; **23**: 167-173（ランダム）

FRQ 2-2

NAFLD/NASH における肝線維化進展のメカニズムは？

回 答

● 様々な環境要因，遺伝的要因により肝星細胞が活性化され，肝線維化が進展する．

解説

　NAFLD/NASH における肝線維化進展には様々な経路が関与していることが示唆されている．肝線維化のメカニズムは肝星細胞や線維芽細胞の活性化によるコラーゲンの過剰な産生である．肝星細胞の活性化には platelet-derived growth factor（PDGF），transforming growth factor β（TGFβ）などの増殖因子のほか様々なケモカインやアディポカインなどが関与している．また，toll-like receptor を介した肝星細胞の活性化も重要な因子である．

　臨床研究では，インスリン抵抗性，糖尿病，アディポカイン，血清フェリチン値などの因子が線維化進展を予測すると報告されている．本邦での検討では，高齢，脂質異常症，糖尿病が線維化進展のリスクであり，特に糖尿病は線維化進展リスクを 2.387 倍増大させると報告されている[1]．複数の因子が相互に作用し酸化ストレスの増大，炎症を惹起し線維化進展にかかわっていることが示唆される．また，遺伝的素因として *PNPLA3* 遺伝子多型 G アレルは NAFLD/NASH 発症，線維化進展，肝発癌に寄与しているとの報告が国内外よりなされている[2,3]．PNPLA3 の機能についてはまだ不明な点が多いが，I148M（C<G）の変異により中性脂肪やレチノール酸の加水分解機能が低下し，結果として肝細胞や肝星細胞内にこれらが蓄積し，炎症・線維化につながることが予想されている．また，I148M 変異は抗炎症作用に関連し，またその保因者では肝星細胞の活性化を妨げるアディポネクチンの発現量が低下していることも知られている．NAFLD 患者における肝線維化リスクを評価するために環境因子とともに遺伝的素因を検討することは重要である．

文献

1) Nakahara T, Hyogo H, Yoneda M, et al. Type 2 diabetes mellitus is associated with the fibrosis severity in patients with nonalcoholic fatty liver disease in a large retrospective cohort of Japanese patients. J Gastroenterol 2014; **49**: 1477-1484（横断）
2) Seko Y, Sumida Y, Tanaka S, et al. Development of hepatocellular carcinoma in Japanese patients with biopsy-proven non-alcoholic fatty liver disease: Association between PNPLA3 genotype and hepatocarcinogenesis/fibrosis progression. Hepatol Res 2017; **47**: 1083-1092（コホート）
3) Sookoian S, Pirola CJ. Meta-analysis of the influence of I148M variant of patatin-like phospholipase domain containing 3 gene (PNPLA3) on the susceptibility and histological severity of nonalcoholic fatty liver disease. Hepatology 2011; **53**: 1883-1894（メタ）

腸内細菌叢の変化は NAFLD/NASH の病態に影響するか？

回答

● 腸内細菌叢の変化は NAFLD/NASH の病態に影響を及ぼしていることが想定されるが，まだ一定の傾向は見出されておらず，肝病態進展に及ぼす影響についてもヒトではまだエビデンスがない.

解説

　消化管内には，約 100 兆個の細菌が常在しており，その重量は約 1.5 kg に及ぶ. 腸内細菌は 1,000 種類以上の菌種から構成されている. 最近，この腸内細菌の遺伝子解析が進み，癌や代謝性疾患，免疫疾患など様々な疾患との関係が明らかになってきている. NAFLD 患者においても健常人との比較や肝線維化進展度による比較，発癌症例での解析が行われ，腸内細菌叢と NAFLD 病態進展の関連性が示されている.

　NAFLD 患者での検討では NASH 症例で *Bacteroides* 属が増加していること，F0〜1 の早期肝線維化症例 30 例と F2 以上の進展肝線維化症例 27 例の比較では *Ruminococcus* 属が線維化進展例で増加していることが報告されている [1]. また，86 例の NAFLD 患者を対象とした研究では線維化軽度症例 72 例と線維化進展症例 14 例を比較して，線維化進展症例で便中 *Proteobacteria* 門が増え，*Firmicutes* 門が減っていた [2]. この研究では便中細菌叢の変化を用いて作成した Metagenome-based gut microbiome panel によって NAFLD の線維化進展を正確に診断できることが報告されている. *Proteobacteria* 門の細菌はエタノール産生能を持っており，NAFLD 患者における腸内でのエタノール産生が病態進展に寄与している可能性が示唆される [3]. NAFLD HCC 21 例，NAFLD 肝硬変 20 例，健常人 20 例での検討では NAFLD HCC で *Bacteroides* 属と *Ruminococcus* 属が便中で増加していた [4]. これら細菌の増加と比例して血中炎症マーカー（IL-8，IL-13，CCL3，CCL4，CCL5）が増加しており，循環単球の活性化と関与していた. また，*Akkermansia* 属は NAFLD 肝硬変で減少，*Bifidobacterium* 属は HCC で減少しており，これら 2 つはカルプロテクチン濃度と逆相関していた. 子どもの NAFLD と健常人での便中細菌の比較した横断研究では，NAFLD あるいは肥満の 61 例と健常人 54 例を対象とした比較検討の結果，NAFLD，肥満者では *Oscillospira* 属が減って，*Ruminococcus* 属と *Dorea* 属が増えていた [5]. これら菌量の変化は NAFL の発症，NAFLD の進展にそれぞれ関与していた. このように NAFLD 患者はその病態進展に伴い，腸内細菌叢が変化することが示唆されている.

　メタボリックシンドローム患者を対象とした糞便移植によるメタボリックシンドローム病態改善の試みがなされている [6]. この研究では各群 9 症例ずつを対象としてメタボリックシンドロームのヒトに allo（同種）での痩せたヒトからの便移植，auto での自己便移植を施行後，6 週後に検討している. 痩せたヒトからの便移植によってインスリン感受性向上，便中酪酸産生腸内細菌叢が増えたという効果があった. NAFLD 患者を対象とした糞便移植の研究はまだないため，腸内細菌叢の変化が NAFLD 病態進展にどのような影響を及ぼすかは不明である.

■ 文献 ■

1) Boursier J, Mueller O, Barret M, et al. The severity of nonalcoholic fatty liver disease is associated with gut dysbiosis and shift in the metabolic function of the gut microbiota. Hepatology 2016; **63**: 764-775 (横断)

2) Loomba R, Seguritan V, Li W, et al. Gut Microbiome-Based Metagenomic Signature for Non-invasive Detection of Advanced Fibrosis in Human Nonalcoholic Fatty Liver Disease. Cell Metab 2017; **25**: 1054-1062.e5 (横断)

3) Leung C, Rivera L, Furness JB, et al. The role of the gut microbiota in NAFLD. Nat Rev Gastroenterol Hepatol 2016; **13**: 412-425

4) Ponziani FR, Bhoori S, Castelli C, et al. Hepatocellular Carcinoma Is Associated With Gut Microbiota Profile and Inflammation in Nonalcoholic Fatty Liver Disease. Hepatology 2019; **69**: 107-120 (横断) [検索期間外文献]

5) Del Chierico F, Nobili V, Vernocchi P, et al. Gut microbiota profiling of pediatric nonalcoholic fatty liver disease and obese patients unveiled by an integrated meta-omics-based approach. Hepatology 2017; **65**: 451-464 (横断)

6) Vrieze A, Van Nood E, Holleman F, et al. Transfer of intestinal microbiota from lean donors increases insulin sensitivity in individuals with metabolic syndrome. Gastroenterology 2012; **143**: 913-916.e7 (ランダム)

第2章 病態

サルコペニアと NAFLD/NASH の病態は関連するか？

回答

● サルコペニア患者では NAFLD/NASH のリスクが増加する．NAFLD/NASH とサルコペニアはインスリン抵抗性，IGF-1 の低下，全身性の炎症，Hepatokine，ビタミン D 低下などにより相互に関連することが示唆される．

解説

　肝生検にて診断した NAFLD/NASH におけるサルコペニア合併率は 20.8％から 43.6％であり線維化進展に伴い合併率は増加していた．サルコペニアはインスリン抵抗性や BMI と独立して NASH のリスクが有意に高く（オッズ比 2.30），さらに線維化進展のリスクも高める（オッズ比 2.05〜2.36）と報告されている[1,2]．

　NAFLD/NASH におけるサルコペニアの病態についてはインスリン抵抗性，IGF-1 の低下，全身性の炎症，Hepatokine，ビタミン D 低下などによる筋合成能低下および異化亢進が考えられている．内臓脂肪から産生される TNFα，IL-6，アディポカインなどの炎症性サイトカイン，また NAFLD/NASH における ER ストレス下で分泌される FetuinA，FGF21，Hepassocin などの Hepatokine はインスリン抵抗性を増加させる．インスリン抵抗性の増加は筋における糖の取り込みを低下させ，蛋白異化を亢進させることによってさらなる筋肉量低下を引き起こす．さらにインスリン抵抗性によって引き起こされた蛋白異化亢進により遊離脂肪酸が増加し肝へと流入することで NAFLD/NASH の病態を悪化させる．また，NAFLD/NASH においては GH，IGF-1 が低下していることが報告されており，サルコペニアへの影響が示唆される．このように NAFLD/NASH とサルコペニアの病態はインスリン抵抗性を中心として相互に関与している．

　しかし，臨床研究においてはインスリン抵抗性や BMI と独立して NAFLD がサルコペニアと相関するという報告がなされており，インスリン抵抗性以外の関与も考えられる．

　これまでに 4 編の横断研究が実施され，NAFLD/NASH 罹患者は健常人と比べてサルコペニ

表1　サルコペニアと NAFLD/NASH に関する研究

	デザイン	N	人種	サルコペニア診断法	NAFLD 診断法	結果
Koo, 2017 [1]	横断研究	309	韓国	BIA 四肢骨格筋量／体重	肝生検	サルコペニアは NASH, 肝線維化進展のリスク
Petta, 2017 [2]	横断研究	225	イタリア	BIA 骨格筋量／体重	肝生検	サルコペニアは NASH, 肝線維化進展のリスク
Lee, 2016 [3]	横断研究	2,761	韓国	DXA 骨格筋量／BMI	NLFS	サルコペニアは肝線維化進展のリスク
Lee, 2015 [4]	横断研究	4,360	韓国	DXA 骨格筋量／体重	NLFS	サルコペニアは NASH, 肝線維化進展のリスク

BIA：bioelectrical impedance analysis，DXA：dual energy X-ray absorptiometry，NLFS：NAFLD liver fat score

アの合併例が多く肝線維化進展にも寄与していることが主にアジア人のコホート研究で報告されている（表1）[1~4]．しかし，NAFLD，肝線維化の診断方法やサルコペニアの診断基準はそれぞれ異なっている．日本肝臓学会のサルコペニア診断基準[5]に基づいたNAFLD/NASHにおけるサルコペニアの割合や危険因子についての大規模な報告はない．

文献

1) Koo BK, Kim D, Joo SK, et al. Sarcopenia is an independent risk factor for non-alcoholic steatohepatitis and significant fibrosis. J Hepatol 2017; **66**: 123-131（横断）
2) Petta S, Ciminnisi S, Di Marco V, et al. Sarcopenia is associated with severe liver fibrosis in patients with non-alcoholic fatty liver disease. Aliment Pharmacol Ther 2017; **45**: 510-518（横断）
3) Lee YH, Kim SU, Song K, et al. Sarcopenia is associated with significant liver fibrosis independently of obesity and insulin resistance in nonalcoholic fatty liver disease: Nationwide surveys (KNHANES 2008-2011). Hepatology 2016; **63**: 776-786（横断）
4) Lee YH, Jung KS, Kim SU, et al. Sarcopaenia is associated with NAFLD independently of obesity and insulin resistance: Nationwide surveys (KNHANES 2008-2011). J Hepatol 2015; **63**: 486-493（横断）
5) Nishikawa H, Shiraki M, Hiramatsu A, et al. Japan Society of Hepatology guidelines for sarcopenia in liver disease (1st edition): Recommendation from the working group for creation of sarcopenia assessment criteria. Hepatol Res 2016; **46**: 951-963（ガイドライン）

第2章　病態

第3章
診断

BQ 3-1

NAFLD/NASH を疑うべき臨床症状は？

回答

● NAFLD/NASH に特徴的な症状や身体症状はないが，QOL の低下を伴う非特異的な症状，肝外併存疾患による症状を認めることがある．

解説

　非アルコール性脂肪性肝疾患（NAFLD）/非アルコール性脂肪肝炎（NASH）に特異的な症状や身体所見はない．しかしながら，非特異的に倦怠感，睡眠障害を認めることが多い．NAFLD/NASH 患者の生活の質（quality of life：QOL）に関しては包括的健康関連 QOL 評価を行った米国 NASH clinical research network（NASH CRN）の多施設研究の結果によると NAFLD 患者では一般住民に比して身体的側面，精神的側面ともに QOL の低下を認めたことが報告された．特に NASH では非アルコール性脂肪肝（NAFL）に比して身体的側面での QOL 低下し，肝硬変まで進行すると著しい低下を認めた[1]．肝疾患特異的 QOL 評価法である Chronic Liver Disease Questionnaire（CLDQ）を用いた検討においても NAFLD は B 型肝炎，C 型肝炎と比較して有意に QOL の低下を認めた[2]．

　NAFLD/NASH は他臓器疾患の発症，増悪にかかわることが知られ，間接的に乾癬，骨粗鬆症，睡眠時無呼吸症候群，心血管疾患，慢性腎不全などの症状を訴えることが考えられる[3,4]．そのため日常臨床において身体所見の診察，問診は重要である．

文献

1) David K, Kowdley KV, Unalp A, et al. Quality of life in adults with nonalcoholic fatty liver disease and chronic viral hepatitis B and C. Psychosomatics 2011; **52**: 127-132（ケースコントロール）
2) Dan AA, Kallman JB, Wheeler A, et al. Health-related quality of life in patients with non-alcoholic fatty liver disease: Aliment Pharmacol Ther 2007; **26**: 815-820（コホート）
3) Lonardo A, Nascimbeni F, Mantovani A, et al. Hypertension, diabetes, atherosclerosis and NASH: Cause or consequence? J Hepatol 2018; **68**: 335-352
4) Adams LA, Anstee QM, Tilg H, et al. Non-alcoholic fatty liver disease and its relationship with cardiovascular disease and other extrahepatic diseases. Gut 2017; **66**: 1138-1153

BQ 3-2

NAFLD と定義する飲酒量は？

回答

● NAFLD の飲酒量の上限としてエタノール換算で男性 30 g/日未満，女性 20 g/日未満と定義する．

解説

アルコールの摂取量はエタノール換算［アルコール度数（%）×アルコール量（mL）×アルコール比重（0.8）］を用いて計算される．

2012 年に発表された米国肝臓学会（American Association for the Study of Liver Diseases（AASLD）/米国消化器病学会（American Gastroenterological Association：AGA）合同 NAFLD/NASH 診療ガイドライン[1]）では NAFLD の飲酒量上限は男性 30 g/日，女性 20 g/日，2018 年に改訂版として発表された AASLD による NAFLD 診療・治療のガイダンス[2]）では男性 21 drinks/週，女性 14 drinks/週（AGA/AASLD のガイドラインでは 1 drink はエタノール 10 g に設定されている）と定義された．飲酒の期間に関して「精査施行前 2 年間以上」と明記され，飲酒量の問診の際には確立された質問票を用いることを推奨している．

2016 年に発表された欧州肝臓学会（European Association for the Study for the Liver：EASL）/欧州糖尿病学会（European Association for the Study of Diabetes：EASD）/欧州肥満学会（European Association for the Study of Obesity：EASO）の 3 学会合同のガイドライン[3]）において飲酒量は男性 30 g/日未満，女性 20 g/日未満と設定された．

アジア太平洋肝臓病学会（Asian Pacific Association for the Study of the Liver：APASL）が 2018 年に発表したガイドライン[4]）では男性 140 g/週未満，女性 70 g/週未満と定義されているが，これはアルコール性肝疾患とのオーバーラップを避けるために閾値よりも低めに設定したためである．

本邦では以前，NALFD の飲酒量は男女ともエタノール換算で 20 g/日未満という基準が用いられていたが，2014 年に発表された日本消化器病学会編「NAFLD/NASH 診療ガイドライン 2014」[5]）および 2015 年に改訂された日本肝臓学会編「NASH・NAFLD の診療ガイド 2015」[6]）より欧米に準じ男性 30 g/日未満，女性 20 g/日未満に設定された．本ガイドラインでも NAFLD の飲酒量上限として男性 30 g/日未満，女性 20 g/日未満と定義する．

一方で性差やアルコール代謝能力などから「アルコール性肝障害と NAFLD の間」の飲酒量を決めることは困難であることに留意する．

文献

1) Chalasani N, Younossi Z, Lavine JE, et al. The diagnosis and management of non-alcoholic fatty liver disease: practice guideline by the American Gastroenterological Association, American Association for the Study of Liver Diseases, and American College of Gastroenterology. Gastroenterology 2012; **142**: 1592-1609（ガイドライン）
2) Chalasani N, Younossi Z, Lavine JE, et al. The diagnosis and management of nonalcoholic fatty liver dis-

ease: Practice guidance from the American Association for the Study of Liver Diseases. Hepatology 2018; **67**: 328-357 (ガイドライン)

3) European Association for the Study of the Liver (EASL); European Association for the Study of Diabetes (EASD); European Association for the Study of Obesity (EASO). EASL-EASD-EASO Clinical Practice Guidelines for the management of non-alcoholic fatty liver disease. J Hepatol 2016; **64**: 1388-1402 (ガイドライン)

4) Wong VW, Chan WK, Chitturi S, et al. Asia-Pacific Working Party on Non-alcoholic Fatty Liver Disease guidelines 2017-Part 1: Definition, risk factors and assessment. J Gastroenterol Hepatol 2018; **33**: 70-85 (ガイドライン)

5) 日本消化器病学会(編). NAFLD/NASH 診療ガイドライン 2014, 南江堂, 東京, 2014 (ガイドライン)

6) 日本肝臓学会(編). NASH・NAFLD の診療ガイド 2015, 文光堂, 東京, 2015 (ガイドライン)

BQ 3-3

二次性脂肪肝の原因は？

回答

● 二次性脂肪肝をきたす原因として，過度のアルコール摂取，薬物性肝障害，遺伝子疾患などが提示されている．

解説

　NAFLD の確定診断には二次性脂肪肝をきたす原因を除外する必要がある．AASLD Practice Guidance と EASL-EASD-EASO Clinical Practice Guidelines では二次性脂肪肝をきたす原因として，過度のアルコール摂取（BQ 3-2 参照），C 型肝炎（ジェノタイプ 3 型），自己免疫性肝炎，Wilson 病，脂肪萎縮症，飢餓状態，非経口的栄養，無 β リポ蛋白血症，ヘモクロマトーシス，α_1 アンチトリプシン欠損症，薬剤（アミオダロン，メトトレキサート，タモキシフェン，ステロイド，バルプロ酸，抗レトロウイルス薬など），ライ症候群，急性妊娠性脂肪肝，HELLP 症候群，先天性代謝異常（レシチンコレステロールアシルトランスフェラーゼ欠損症，ライソゾーム酸性リパーゼ欠損症など）が提示されている[1,2]．

　2014 年に発表された本邦のガイドラインではこれらの疾患に加えて膵頭十二指腸切除後も肝脂肪化をきたす疾患として言及されていたが，現時点で二次性脂肪肝の原因として含めるか一定の見解は得られていない[3]．

文献

1) Chalasani N, Younossi Z, Lavine JE, et al. The diagnosis and management of nonalcoholic fatty liver disease: Practice guidance from the American Association for the Study of Liver Diseases. Hepatology 2018; **67**: 328-357 （ガイドライン）
2) European Association for the Study of the Liver (EASL); European Association for the Study of Diabetes (EASD); European Association for the Study of Obesity (EASO). EASL-EASD-EASO Clinical Practice Guidelines for the management of non-alcoholic fatty liver disease. J Hepatol 2016; **64**: 1388-1402 （ガイドライン）
3) 日本消化器病学会（編）．NAFLD/NASH 診療ガイドライン 2014，南江堂，東京，2014 （ガイドライン）

NAFLD/NASH の診断は？

回答

● NAFLD は，画像もしくは組織学的に肝臓に脂肪蓄積（肝細胞の 5%以上）を認め，アルコール，薬剤，遺伝子疾患などによる二次性脂肪肝を除外されたものとする．NAFLD は，組織学的に nonalcoholic fatty liver（NAFL）と NASH に分類される．

解説

1980 年に Mayo Clinic の肝臓病理医 Ludwig らが，飲酒歴がないにもかかわらず肝組織がアルコール性肝障害に類似し steatohepatitis の変化をきたした 20 例をまとめ，その疾患概念を非アルコール性脂肪肝炎（nonalcoholic steatohepatitis：NASH）として提唱した[1]．また，1985 年に Schaffner らは NASH を含めた非飲酒者の脂肪肝関連の病態を非アルコール性脂肪性肝疾患（nonalcoholic fatty liver disease：NAFLD）として命名し現在にいたっている[2]．

本邦における 2014 に発行された日本消化器病学会編（日本肝臓学会協力）の「NAFLD/NASH 診療ガイドライン 2014」では「NAFLD は，組織診断あるいは画像診断で脂肪肝を認め，アルコール性肝障害など他の肝疾患を除外した病態である」と定義されている[3]．米国肝臓学会（AASLD）の「NAFLD/NASH 診療・治療ガイダンス」では NAFLD の定義は，①画像もしくは組織学的に肝臓に脂肪蓄積（肝細胞の 5%以上）を認め，②アルコール，薬剤，遺伝子疾患による二次性脂肪肝を除外する，とされている[4]．C 型肝炎（ジェノタイプ 3 型）[4] 以外のウイルス性肝疾患を NAFLD の原因として含めるかに関しては一定の見解は得られておらず今後の課題といえる．特に予後などの検討では，B 型肝炎・C 型肝炎（ウイルス排除例も含む）合併例は分けて検討する必要がある．

NAFLD は，組織学的に nonalcoholic fatty liver（NAFL）と NASH に分類されるが NAFL は肝細胞の 5%以上に脂肪蓄積を認め，肝細胞傷害（肝細胞の風船様変性）がないものとされ，NASH は肝細胞の 5%以上に脂肪蓄積を認め，肝細胞傷害（肝細胞の風船様変性）および炎症を伴うものと定義される[3~5]．

NASH の病理所見として，大滴性脂肪変性，好中球を中心とした炎症性細胞浸潤，肝細胞の風船様変性，Mallory-Denk 体，巨大ミトコンドリア，好酸性壊死，核の空砲化，大小の脂肪肉芽腫，線維化としては pericellular fibrosis（肝細胞周囲の線維化），perisinusoidal fibrosis（類洞に沿った線維化）が特徴的とされている．NASH の病理分類に関しては 1999 年の Matteoni らによって提唱された分類[5]，同年の 1999 年の Brunt らによる staging（線維化の重症度），grading（壊死炎症性変化の重症度）の分類[6]，2005 年に NASH Clinical Research Network から発表された NAFLD activity score（NAS）[7]，2012 年に Bedossa らが報告したアルゴリズム［the fatty liver inhibition of progression（FLIP）algorithm］[8] が用いられており，2015 年に発行された日本肝臓学会編の「NASH・NAFLD の診療ガイド 2015」による相互関連を載せる（図 1）[9]．

肝線維化の診断には，Brunt 分類を基盤として NASH Clinical Research Network（NASH

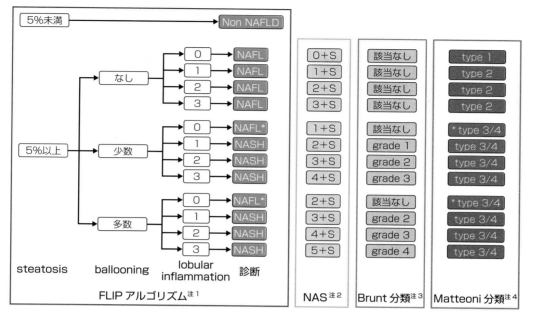

図1　診断に用いられる各分類の相互関連

注1：この相互関連表は，Bedossa らの論文（FLIP アルゴリズム）より引用した所見・診断の流れに分類・スコアとの比較を加え作成した。
注2：表示したスコアに steatosis スコア(S)を加える．スコア1＝5〜33%steatosis；スコア2＝34〜66%；スコア3＝66%<
注3：NAFLD には対応していない．記した grade は代表的なもので，各因子の重みに関する取り決めがないため，総合的に判断する．
注4：type 3/4 はマロリー・デンク体と線維化の有無で分類する．
＊：脂肪化と ballooning を認めるが炎症を認めない症例は，FLIP では NAFL，Matteoni では type 3/4(NASH)と分類されることになるが，このような症例は極めてまれで，例外的である．
（日本肝臓学会（編）．NASH・NAFLD の診療ガイド 2015，文光堂，東京，p.43，2015[9]より許諾を得て転載）

CRN)が提唱した stage 1A：中心静脈周囲の軽度な肝細胞周囲線維化，stage 1B：中心静脈周囲の肝細胞周囲線維化の明らかなもの，stage 1C：門脈域の軽度線維増生，stage 2：中心静脈周囲性と門脈域線維化，stage 3：bridging fibrosis，stage 4：肝硬変とする fibrosis stage 分類が広く用いられている[7]．

█ 文献 █

1) Ludwig J, Viggiano TR, McGill DB, et al. Nonalcoholic steatohepatitis: Mayo Clinic experiences with a hitherto unnamed disease. Mayo Clin Proc 1980; **55**: 434-438（ケースシリーズ）
2) Schaffner F, Thaler H. Nonalcoholic fatty liver disease. Prog Liver Dis 1986; **8**: 283-298
3) 日本消化器病学会（編）．NAFLD/NASH 診療ガイドライン 2014，南江堂，東京，2014（ガイドライン）
4) Chalasani N, Younossi Z, Lavine JE, et al. The diagnosis and management of nonalcoholic fatty liver disease: Practice guidance from the American Association for the Study of Liver Diseases. Hepatology 2018; **67**: 328-357（ガイドライン）
5) Matteoni CA, Younossi ZM, Gramlich T, et al. Nonalcoholic fatty liver disease: a spectrum of clinical and pathological severity. Gastroenterology 1999; **116**: 1413-1419（コホート）
6) Brunt EM, Janney CG, Di Bisceglie AM, et al. Nonalcoholic steatohepatitis: a proposal for grading and staging the histological lesions. Am J Gastroenterol 1999; **94**: 2467-2474（横断）
7) Kleiner DE, Brunt EM, Van Natta M, et al. Design and validation of a histological scoring system for nonalcoholic fatty liver disease. Hepatology 2005; **41**: 1313-1321（横断）
8) Bedossa P; FLIP Pathology Consortium. Utility and appropriateness of the fatty liver inhibition of progression (FLIP) algorithm and steatosis, activity, and fibrosis (SAF) score in the evaluation of biopsies of nonalcoholic fatty liver disease. Hepatology 2014; **60**: 565-575（横断）
9) 日本肝臓学会（編）．NASH・NAFLD の診療ガイド 2015，文光堂，東京，2015（ガイドライン）

CQ 3-1

肥満や2型糖尿病患者にNAFLD/NASHのスクリーニングをいかに行うべきか？

推奨

● 肥満や2型糖尿病患者には腹部超音波検査と採血で肝機能検査を行うことを提案する．その結果に応じて専門家への紹介を考慮する．

【推奨の強さ：**弱**（合意率100%），エビデンスレベル：**B**】

解説

　肥満や2型糖尿病は，心血管系イベントだけでなく，非代償性肝硬変や肝臓癌を含む肝疾患関連イベントのハイリスクグループである．しかも実臨床で経験する機会が多い疾患であるため，いかに効率よくスクリーニングを行うかが重要である．海外のガイドラインでも全症例をスクリーニングすることは推奨されておらず[1,2]，消化器科の専門家に紹介するタイミングが難しい疾患である．

　NAFLD/NASH症例の生命予後には肝臓の線維化が重要である．肝硬変や肝癌に進行した症例の予後は不良で，線維化進行例を拾い上げて肝疾患関連イベントを経過観察することが消化器科の観点からは重要となる[1,2]．肥満はインスリン抵抗性を基盤としたNAFLDの主要な危険因子である．BMIとウエスト周囲長が病態を反映し，特に高齢者における病態進行の予測因子でもある．また，非肥満の状態でもインスリン抵抗性を示すことが多く注意を要する[1~3]．2型糖尿病もNAFLDの危険因子であり，線維化進行や肝発癌に影響する．肝機能検査の値によらず経過観察が必要な点にも注意を要する[1,2,4]．

　全症例のスクリーニングは信頼度の高い検査法が存在せず，有用な治療につながらない現時点では，費用対効果の面から推奨されていない[1,2,5~7]．いかに簡便かつ侵襲が少ない方法で線維化進行が疑われる症例を同定できるかがポイントとなる．海外のガイドラインでも，第一次医療では代謝性の危険因子を有する症例からNAFLDを拾い上げ，第二次医療，第三次医療で線維化進行例を含む予後の悪い症例を拾い上げることを提示している[1]．

　NAFLD/NASHの確定診断は侵襲的な肝生検であるが，線維化進行が疑われる症例と他疾患の除外のために肝生検は行うべきであることが推奨されている[2]．非侵襲的な検査の意義は，肝生検を必要とする症例を減らすことにある．AASLD Practice Guidanceでは，侵襲が少なく線維化進行例を拾い上げる有用なスコアリング法としてFibrosis-4（FIB-4）indexとNAFLD fibrosis score（NFS）を推奨している（**表1**）．特に，FIB-4 indexはAST，ALT，血小板数と年齢で計算可能なスコアリング法であり，実地医家でも評価可能である．さらに，有用な画像検査としてvibration-controlled transient elastography（VCTE）とMRエラストグラフィ（MRE）を推奨している[2]．

　EASL-EASD-EASO Clinical Practice Guidelinesの診断フローチャートでは，肥満や2型糖尿病に代表される代謝性の危険因子を有する症例に，腹部超音波検査と採血で肝機能検査を行う．肝機能検査の異常が確認された場合は専門家を紹介する．肝機能検査が基準値内でも腹部超音

表1　スコアリングシステム（FIB-4 index，NFS）の計算式と計算サイト

スコアリング	計算式
Fibrosis-4 index（FIB-4 index）	（年齢［歳］× AST［IU/L］）/（血小板［10^9/L］×√ ALT［IU/L］） https://www.eapharma.co.jp/medicalexpert/product/livact/fib-4/calculator.html
NAFLD fibrosis score（NFS）	− 1.675 + 0.037 × 年齢（歳）+ 0.094 × BMI（kg/m²）+ 1.13 × 耐糖能異常/糖尿病（あり＝1，なし＝0）+ 0.99 × AST/ALT − 0.013 ×血小板（×10^9/L）− 0.66 ×アルブミン（g/dL） https://nafldscore.com/

波検査で脂肪肝が存在する場合は，FIB-4 index と NFS を含むスコアリングで線維化を評価し，進行が疑われる場合は専門家を紹介することを提示している[1]．本ガイドラインにおける，かかりつけ医からの拾い上げ（一次スクリーニング）のフローチャートでは，EASL で提示されている代謝性危険因子を有する症例の専門家紹介の方法だけでなく，実臨床で経験する可能性の高い超音波検査ですでに脂肪肝と診断されている症例の専門家紹介の方法も提示している．

▌文献▌

1) European Association for the Study of the Liver (EASL); European Association for the Study of Diabetes (EASD); European Association for the Study of Obesity (EASO). EASL-EASD-EASO Clinical Practice Guidelines for the management of non-alcoholic fatty liver disease. J Hepatol 2016; **64**: 1388-1402（ガイドライン）

2) Chalasani N, Younossi Z, Lavine JE, et al. The diagnosis and management of nonalcoholic fatty liver disease: Practice guidance from the American Association for the Study of Liver Diseases. Hepatology 2018; **67**: 328-357（ガイドライン）

3) Seki Y, Kakizaki S, Horiguchi N, et al. Prevalence of nonalcoholic steatohepatitis in Japanese patients with morbid obesity undergoing bariatric surgery. J Gastroenterol 2016; **51**: 281-289（コホート）

4) Koehler EM, Plompen EP, Schouten JN, et al. Presence of diabetes mellitus and steatosis is associated with liver stiffness in a general population: The Rotterdam study. Hepatology 2016; **63**: 138-147（コホート）

5) Wong VW, Chalasani N. Not routine screening, but vigilance for chronic liver disease in patients with type 2 diabetes. J Hepatol 2016; **64**: 1211-1213

6) Corey KE, Klebanoff MJ, Tramontano AC, et al. Screening for nonalcoholic steatohepatitis in individuals with type 2 diabetes: A cost-effectiveness analysis. Dig Dis Sci 2016; **61**: 2108-2117（非ランダム）

7) Crossan C, Tsochatzis EA, Longworth L, et al. Cost-effectiveness of non-invasive methods for assessment and monitoring of liver fibrosis and cirrhosis in patients with chronic liver disease: systematic review and economic evaluation. Health Technol Assess 2015; **19**: 1-409（メタ）

第3章　診断

NAFLD/NASH 患者における肝脂肪量の画像診断は有用か？

推奨

● NAFLD のスクリーニング法としては超音波 B モードを推奨する．vibration-controlled transient elastography (VCTE)での CAP 法または MRI による脂肪定量が可能な場合においてはその使用は有用である．

【推奨の強さ：**強**（合意率 100%），エビデンスレベル：**A**】

解説

　肝脂肪量そのものは肝線維化に比し NAFLD/NASH の予後への影響は少ないが，健常者に比べ肝脂肪化を有する患者は動脈硬化疾患などが多いことが知られている[1]．NAFLD の存在診断は主に腹部超音波 B モードで行われており，2014 年の「NAFLD/NASH 診療ガイドライン 2014」でも診療における有用性が述べられている．一方で腹部超音波は客観的定量性には乏しく，腹部超音波 B モードから得られる脂肪肝の所見をスコア化し，スコアの合計点数を評価することで脂肪肝の程度を評価する方法も報告されている[2]．vibration-controlled transient elastography（VCTE）に搭載されている controlled attenuation parameter（CAP）はメタアナリシスにより肝脂肪定量に有用であることが示され，そのカットオフ値と診断能は S1（肝脂肪 5〜33%）以上で 248 db/m（AUC 0.823），S2（肝脂肪 33〜66%）以上で 268 db/m（AUC 0.865），S3（肝脂肪 66% 以上）で 280 db/m（AUC 0.882）と報告されている[3]．近年開発された XL プローブにより，皮下脂肪が厚い患者や高度肥満者でも CAP の測定が可能となっており，本プローブの適格な使用により診断能向上が見込まれる．一方，MRI による肝脂肪定量はこれまで MR spectroscopy（MRS）を用いて評価されてきた[4]．MRS は肝脂肪量を正確に反映できるが，その測定法はやや煩雑であった．近年 MRI の技術革新に伴い，専用ソフトウェアの導入（IDEAL-IQ など）により MRS を用いなくても proton density fat fraction（PDFF）により肝脂肪量の定量が測定可能となっている（肝脂肪測定による診療報酬点数の加算はない）．MRS と MRI-PDFF はほぼ同等の肝脂肪定量の診断能を有していることが報告されており[5]，今後は簡便な MRI-PDFF を用いた肝脂肪定量が主流となると考えられる．また，NAFLD 患者において MRI-PDFF は CAP に比し肝脂肪定量の診断能に優れていることが報告されている（PDFF；S0 vs. S1-3，カットオフ値 5.2%，AUC 0.96，S0-1 vs. S2-3，カットオフ値 11.3%，AUC 0.90，S0-2 vs. S3，カットオフ値 17.1，AUC 0.79）[6,7]．しかしながら，MRI は CAP に比し施行可能施設が少ないこと，MRI 独自の禁忌があること，VCATE よりも侵襲がやや高いこと，コストが高いなどの欠点もあり，2 つのモダリティの使い分けが必要である．当然ながらこれらのモダリティは肝生検に比し低侵襲的かつ低コストであることから費用対効果を考慮しても NAFLD 診療で有用であることは間違いない．しかしながら，この 2 つのモダリティを有していない施設が多く，AASLD や EASL のガイドラインでも NAFLD の診断においては腹部超音波 B モードを推奨している[8,9]．本 CQ においての結論としては，「肝脂肪量のスクリーニング法としては超音波 B モードを推奨する．VCTE での CAP 法または MRI による脂肪定量が可能な場合においてはその使用は有用である」

とする.

文献

1) Targher G, Arcaro G. Non-alcoholic fatty liver disease and increased risk of cardiovascular disease. Atherosclerosis 2007; **191**: 235-240

2) Hamaguchi M, Kojima T, Itoh Y, et al. The severity of ultrasonographic findings in nonalcoholic fatty liver disease reflects the metabolic syndrome and visceral fat accumulation. Am J Gastroenterol 2007; **102**: 2708-2715 (横断)

3) Karlas T, Petroff D, Sasso M, et al. Individual patient data meta-analysis of controlled attenuation parameter (CAP) technology for assessing steatosis. J Hepatol 2017; **66**: 1022-1030 (メタ)

4) Reeder SB, Cruite I, Hamilton G, et al. Quantitative assessment of liver fat with magnetic resonance imaging and spectroscopy. J Magn Reson Imaging 2011; **34**: 729-749 (横断)

5) Bannas P, Kramer H, Hernando D, et al. Quantitative magnetic resonance imaging of hepatic steatosis: Validation in ex vivo human livers. Hepatology 2015; **62**: 1444-1455 (横断)

6) Park CC, Nguyen P, Hernandez C, et al. Magnetic Resonance Elastography vs Transient Elastography in Detection of Fibrosis and Noninvasive Measurement of Steatosis in Patients With Biopsy-Proven Nonalcoholic Fatty Liver Disease. Gastroenterology 2017; **152**: 598-607 (横断)

7) Imajo K, Kessoku T, Honda Y, et al. Magnetic Resonance Imaging More Accurately Classifies Steatosis and Fibrosis in Patients With Nonalcoholic Fatty Liver Disease Than Transient Elastography. Gastroenterology 2016; **150**: 626-637 (横断)

8) European Association for the Study of the Liver (EASL); European Association for the Study of Diabetes (EASD); European Association for the Study of Obesity (EASO). EASL-EASD-EASO Clinical Practice Guidelines for the management of non-alcoholic fatty liver disease. J Hepatol 2016; **64**: 1388-1402 (ガイドライン)

9) Chalasani N, Younossi Z, Lavine JE, et al. The diagnosis and management of nonalcoholic fatty liver disease: Practice guidance from the American Association for the Study of Liver Diseases. Hepatology 2018; **67**: 328-357 (ガイドライン)

NAFLD/NASH 患者の肝線維化進行度の評価に血液学的バイオマーカーおよびスコアリングシステムは有用か？

推 奨

● NAFLD/NASH 患者の肝線維化進行度の評価に血液学的バイオマーカーやスコアリングシステムは有用であり，それらを用いて線維化進展症例の予測や肝生検の適応症例の絞り込みを行うことを推奨する．特にスコアリングシステムのFIB-4 index と NFS は日常臨床で測定可能な因子を組み合せており，線維化進行症例の診断能も高い．

【推奨の強さ：**強**（合意率 100%），エビデンスレベル：**A**】

解 説

　NAFLD/NASH の予後には肝線維化ステージが最も関与するため，肝線維化ステージ診断は重要である[1]．しかし，全症例にエラストグラフィや肝生検を行うことは不可能であり，血液学的検査を用いたバイオマーカーやスコアリングシステムを活用する必要がある．

　肝線維化マーカーに関してこれまで血小板，ヒアルロン酸，Ⅳ型コラーゲン 7S が有用とされてきた．近年，日本では Mac-2 結合蛋白糖鎖修飾異性体（M2BPGi）[2]，オートタキシン[3] など新規マーカーが保険適用となり，それぞれ NAFLD の線維化進行度の評価への有用性が報告されている．高度線維化（肝線維化ステージ 3〜4）を有する NAFLD 患者の診断能は M2BPGi がAUROC 0.876，オートタキシンが AUROC 0.75 であった．また，欧州では neo-epitope マーカーの PRO-C3（Ⅲ型コラーゲン形成マーカー）が開発され，その有用性が期待されている[4]．

　線維化進行度の評価をするスコアリングシステムのなかで NAFLD 診療においては Fibrosis-4（FIB-4）index，NAFLD fibrosis score（NFS），AST to platelets ratio index（APRI），BARD score の報告が多い（FIB-4，NFS の詳細は CQ 3-1 の表 1 参照）．64 の論文，13,046 人を解析したメタアナリシスの結果，高度線維化を有する NAFLD 患者の診断能は FIB-4 index，NFS がAUROC 0.84 であり APRI の 0.77，BARD score の 0.76 と比べ高値であった[5]．そのため EASL-EASD-EASO Clinical Practice Guidelines および AASLD Practice Guidance においても，高度肝線維化症例の診断に FIB-4 index および NFS の使用を推奨している[6,7]．FIB-4 index は AST，ALT，血小板数，年齢で計算できるため一般診療で評価可能であり，カットオフ値を低閾値 1.30未満，中間域 1.30〜2.67，高閾値 2.67 以上と設定する．わが国の報告では，1.30 未満では高度線維化診断の陰性的中率は 99% である[8]．FIB-4 index は計算式に年齢の因子が含まれるため年齢に応じて診断率が変わることが報告されている[9,10]．NFS は年齢，BMI，高血糖，血小板数，アルブミン，AST/ALT 比で計算され，カットオフ値は低値（< −1.455），中間値（−1.455〜0.676），高値（> 0.676）と設定される．NAFLD 症例における FIB-4 index や NFS の高値は全身の発癌と関連があると報告があり[11]，スコアリングシステムは今後も様々な用途が期待される．その他，日本では Ⅳ型コラーゲン 7S と AST を併用した Type Ⅳ collagen 7S and AST（CA）index fibrosis[12]，欧米では FibroTest®，Fibrometer，Enhanced liver fibrosis（ELF）テスト（ヒアルロン酸，

tissue inhibitor of metalloproteinase 1［TIMP-1］，N-terminal procollagen Ⅲ peptide［PⅢNP］で計算）などの有用性が期待されている [6,7]。

　バイオマーカーやスコアリングシステムは施設を伴わず施行可能であり，線維化進行度の評価，肝生検の適応症例の絞り込みに有用である．

■ 文献 ■

1) Angulo P, Kleiner DE, Dam-Larsen S, et al. Liver Fibrosis, but No Other Histologic Features, Is Associated With Long-term Outcomes of Patients With Nonalcoholic Fatty Liver Disease. Gastroenterology 2015; **149**: 389-397.e310 (コホート)

2) Abe M, Miyake T, Kuno A, et al. Association between Wisteria floribunda agglutinin-positive Mac-2 binding protein and the fibrosis stage of non-alcoholic fatty liver disease. J Gastroenterol 2015; **50**: 776-784 (横断)

3) Fujimori N, Umemura T, Kimura T, et al. Serum autotaxin levels are correlated with hepatic fibrosis and ballooning in patients with non-alcoholic fatty liver disease. World J Gastroenterol 2018; **24**: 1239-1249 (横断)

4) Daniels SJ, Leeming DJ, Eslam M, et al. ADAPT: An algorithm incorporating PRO-C3 accurately identifies patients with NAFLD and advanced fibrosis. Hepatology 2019; **69**: 1075-1086 (横断) ［検索期間外文献］

5) Xiao G, Zhu S, Xiao X, et al. Comparison of laboratory tests, ultrasound, or magnetic resonance elastography to detect fibrosis in patients with nonalcoholic fatty liver disease: A meta-analysis. Hepatology 2017; **66**: 1486-1501 (メタ)

6) European Association for the Study of the Liver (EASL); European Association for the Study of Diabetes (EASD); European Association for the Study of Obesity (EASO). EASL-EASD-EASO Clinical Practice Guidelines for the management of non-alcoholic fatty liver disease. J Hepatol 2016; **64**: 1388-1402 (ガイドライン)

7) Chalasani N, Younossi Z, Lavine JE, et al. The diagnosis and management of nonalcoholic fatty liver disease: Practice guidance from the American Association for the Study of Liver Diseases. Hepatology 2018; **67**: 328-357 (ガイドライン)

8) Sumida Y, Yoneda M, Hyogo H, et al. Validation of the FIB4 index in a Japanese nonalcoholic fatty liver disease population. BMC Gastroenterol 2012; **12**: 2 (横断)

9) Ishiba H, Sumida Y, Tanaka S, et al. The novel cutoff points for the FIB4 index categorized by age increase the diagnostic accuracy in NAFLD: a multi-center study. J Gastroenterol 2018; **53**: 1216-1224 (横断)

10) McPherson S, Hardy T, Dufour JF, et al. Age as a Confounding Factor for the Accurate Non-Invasive Diagnosis of Advanced NAFLD Fibrosis. Am J Gastroenterol 2017; **112**: 740-751 (横断)

11) Kim GA, Lee HC, Choe J, et al. Association between non-alcoholic fatty liver disease and cancer incidence rate. J Hepatol 2018; **68**: 140-146 (コホート)

12) Okanoue T, Ebise H, Kai T, et al. A simple scoring system using type IV collagen 7S and aspartate aminotransferase for diagnosing nonalcoholic steatohepatitis and related fibrosis. J Gastroenterol 2018; **53**: 129-139 (横断)

NAFLD/NASH 患者の肝線維化進行度の評価に画像診断は有用か？

推奨

●モダリティを利用可能な施設においては，肝線維化進行度の評価において超音波エラストグラフィや MRE（MR エラストグラフィ）は有用であり，施行することを提案する．

【推奨の強さ：**弱**（合意率 100%），エビデンスレベル：**B**】

解説

　NAFLD/NASH の診療において予後規定因子である肝線維化進行度の評価は最も重要な項目である．日欧米のガイドラインやガイダンスにおいて肝線維化評価の gold standard は肝生検であるが，侵襲的な検査でありコストの面からもすべての患者に施行することや，繰り返し行うことが困難でありサンプリングエラーや肝全体の評価としては十分な評価法でないなどの一面が指摘されている．

　近年，超音波や MRI を用いて肝弾性度を測定するエラストグラフィが開発され NAFLD を含め各肝疾患で有用性が報告されている．超音波では測定原理により組織の歪みを表示する strain imaging と外部からの加振によって生じた剪断波伝播速度を用いる shear wave imaging に大別される．strain imaging を用いた real-time tissue elastography においては単施設の報告であるが diagnosis accuracy は各線維化ステージで 82.6〜96% と高値であったことが報告された[1]．shear wave imaging として vibration-controlled transient elastography（VCTE），ARFI elastography（point shear wave elastography：pSWE とも呼ばれている），shear wave elastography（SWE）がある．291 人を対象として SWE，VCTE（M プローブ），pSWE を用いて前向きに NAFLD の肝線維化ステージを比較検討した結果ではステージ F2 以上の AUROC がそれぞれ 0.86，0.82，0.77，F3 以上で 0.89，0.86，0.84，F4 において 0.88，0.87，0.84 であり特に F2 以上の診断において SWE の診断率が優れている結果であった[2]．また，肥満に関連する因子（BMI 30 以上，ウエスト周囲長 102 cm 以上，体腔壁肥厚）は SWE，VCTE（M プローブ）の測定失敗や pSWE の信頼度の低下と相関が認められるなど，超音波エラストグラフィの共通弱点とされている[2]．近年開発された XL プローブにより，皮下脂肪が厚い患者や高度肥満者でも VCTE の有用性が高まることが想定されている．

　MRI を使ったエラストグラフィ（MR エラストグラフィ：MRE）は肝線維化診断に対する信頼性が高いことから 2009 年に米国 FDA の承認が得られているが，日本では保険診療報酬加算はまだない（2020 年 3 月現在）．3 報の論文，230 症例を解析したプール解析において，すべての線維化ステージの診断において MRE は VCTE（M プローブ）より診断能が高かったことが報告されている[3]．この論文では線維化 F1 以上，F2 以上，F3 以上，F4 を診断するカットオフ値として VCTE は 6.2 kPa，7.6 kPa，8.7 kPa，11.8 kPa と設定され，MRE は 2.61 kPa，2.97 kPa，3.62 kPa，4.69 kPa が設定された．

64 報の論文，13,046 人を解析したメタアナリシスにおいては F3 以上の AUROC は VCTE（M プローブ），VCTE（XL プローブ），SWE，MRE はそれぞれ 0.88，0.85，0.95，0.96 と特に MRE と SWE の信頼度が高い結果であった．また，肝硬変の診断能は VCTE（M プローブ），VCTE（XL プローブ），MRE では，それぞれ 0.94，0.91，0.97 であった[4]．

　超音波エラストグラフィや MRE は低侵襲であり，高い線維化診断能を有し肝生検の適応症例の絞り込みや経過観察に有用であるが，装置の普及から施行可能施設は限られている．超音波エラストグラフィや MRE などのモダリティが利用可能な場合においては NAFLD の線維化進行度の評価には有用である．

▌文献▌

1) Ochi H, Hirooka M, Koizumi Y, et al. Real-time tissue elastography for evaluation of hepatic fibrosis and portal hypertension in nonalcoholic fatty liver diseases. Hepatology 2012; **56**: 1271-1278（横断）

2) Cassinotto C, Boursier J, de Lédinghen V, et al. Liver stiffness in nonalcoholic fatty liver disease: A comparison of supersonic shear imaging, FibroScan, and ARFI with liver biopsy. Hepatology 2016; **63**: 1817-1827（横断）

3) Hsu C, Caussy C, Imajo K, et al. Magnetic Resonance vs Transient Elastography Analysis of Patients With Nonalcoholic Fatty Liver Disease: A Systematic Review and Pooled Analysis of Individual Participants. Clin Gastroenterol Hepatol 2019; **17**: 630-637.E8（メタ）［検索期間外文献］

4) Xiao G, Zhu S, Xiao X, et al. Comparison of laboratory tests, ultrasound, or magnetic resonance elastography to detect fibrosis in patients with nonalcoholic fatty liver disease: A meta-analysis. Hepatology 2017; **66**: 1486-1501（メタ）

第3章　診断

NAFLD 患者における肝生検の適応は？

推 奨

- 肝生検は NASH 診断の gold standard であるため，可能な限り施行することを考慮する．特に他の慢性肝疾患との鑑別が必要な場合や線維化の進行が疑われる場合に，行うことを推奨する．

【推奨の強さ：強（合意率 100%），エビデンスレベル：A 】

解説

　肝生検による肝組織評価は，定義からも NASH 診断の gold standard である．このことは，現在までに発表されているアジア，欧州のガイドライン，米国のガイダンスにも共通している[1~3]．しかしながら，すべての NAFLD 症例に対して肝生検を行うことは不可能であり，繰り返しの評価が困難であり，肝臓の全体を評価することなどの困難が指摘されている．そのため，既報のガイドラインまたはガイダンスが共通して提唱していることは，①他の慢性肝疾患との鑑別が必要な場合，②線維化の進行が疑われる場合に肝生検を施行すべきである，と提言されている．

　肝生検には，①費用，②侵襲性，③サンプリングエラー，④観察者間または観察者内の診断のばらつき（inter-and intra-observer variability）の問題点がある．日本では肝生検は入院で行われることが多く，その費用は経皮的肝生検（保険点数 1,600 点），病理診断料，入院費用などを含め平均 7 万～8 万円とされている．肝生検の侵襲性については，疼痛は約 20%，重篤な合併症は 0.3～0.57%，致死率は 0.01% と報告されている．サンプリングエラーについては，同一症例での 2 つの肝生検検体の比較で 41% に線維化ステージの差を認めるといった報告[4]や，同一症例の左葉と右葉の肝生検検体の比較で 1 段階以上の線維化ステージの違いを約 30% に認めるといった報告[5]が以前より指摘されている．これらのことからも，NASH を疑う NAFLD 全症例に肝生検を施行することは非現実的である．そのため肝生検は他の慢性肝疾患との鑑別が必要な場合，線維化の進行が疑われる場合に肝生検を行うことが推奨されている．バイオマーカーやスコアリングシステム，低侵襲な画像診断法は，線維化進行例の絞り込みに有用と考えられているが，現時点では確立された診断アルゴリズムは存在しない．米国のガイダンスでは，線維化の進行が疑われる NAFLD 症例の選定方法として，生活習慣病合の有無，NAFLD fibrosis score（NFS）や FIB-4 index，vibration-controlled transient elastography（VCTE）や MR エラストグラフィ（MRE）による肝硬度測定が提唱されている[3]．欧州のガイドラインでは，スコアリングシステム（NFS，FIB-4 index，ELF，FibroTest）により線維化ステージ 2 以上であれば，肝臓専門医への紹介，その後 VCTE による肝硬度測定を行い，線維化ステージ 2 以上と診断されたら肝生検を行い，最終診断を行うというフローチャートを提案している[2]．日本でも線維化マーカー（FIB-4 index，NFS，NAFIC score）を用いて線維化が疑われる症例を拾い上げ（1st step），低侵襲的画像診断法にて経過観察する症例や肝生検を行うべき症例，肝硬変症例に振り分ける（2nd step）といった 2 ステップの診断アルゴリズムが提唱されている[6]．

　現時点でも定義の観点から NASH の診断，また線維化の評価には肝生検による肝組織検査は

gold standard であるが，各種バイオマーカー，スコアリングシステム，低侵襲的な画像評価を組み合わせ肝生検の適応症例の絞り込むことが診療においてに有用である．

▌ 文献 ▌

1) Wong VW, Chan WK, Chitturi S, et al. Asia-Pacific Working Party on Non-alcoholic Fatty Liver Disease guidelines 2017-Part 1: Definition, risk factors and assessment. J Gastroenterol Hepatol 2018; **33**: 70-85 （ガイドライン）

2) European Association for the Study of the Liver (EASL); European Association for the Study of Diabetes (EASD); European Association for the Study of Obesity (EASO). EASL-EASD-EASO Clinical Practice Guidelines for the management of non-alcoholic fatty liver disease. J Hepatol 2016; **64**: 1388-1402 （ガイドライン）

3) Chalasani N, Younossi Z, Lavine JE, et al. The diagnosis and management of nonalcoholic fatty liver disease: Practice guidance from the American Association for the Study of Liver Diseases. Hepatology 2018; **67**: 328-357 （ガイドライン）

4) Ratziu V, Charlotte F, Heurtier A, et al. Sampling variability of liver biopsy in nonalcoholic fatty liver disease. Gastroenterology 2005; **128**: 1898-1906 （ケースコントロール）

5) Merriman RB, Ferrell LD, Patti MG, et al. Correlation of paired liver biopsies in morbidly obese patients with suspected nonalcoholic fatty liver disease. Hepatology 2006; **44**: 874-880 （ケースコントロール）

6) Yoneda M, Imajo K, Nakajima A. Non-Invasive Diagnosis of Nonalcoholic Fatty Liver Disease. Am J Gastroenterol 2018; **113**: 1409-1411

FRQ 3-1

NAFLD/NASH の画像診断は何が有用か？

回答

- NAFLD/NASH の画像診断として肝内脂肪量の存在診断，半定量は腹部超音波，CT，MRI で可能であるが，NASH の鑑別，線維化の判定には不十分である．
- 超音波，MRI を用いた肝脂肪量の定量，肝線維化の定量法につい開発，臨床応用が進められている．

解説

　NAFLD のスクリーニングには安全面，コスト面からも腹部超音波検査が推奨されている[1]．従来の B モードを用いた腹部超音波検査では①肝腎コントラスト，②脈管の不明瞭化，③深部エコーの減衰，④高輝度肝 (bright liver) の 4 つの所見を用いることで肝臓への脂肪沈着の評価が可能であるが，肝細胞にある程度の脂肪が蓄積しないと診断が困難であるため，軽度の脂肪肝の診断は困難な場合がある[2]．また，腹部超音波検査は肝表面の凹凸や辺縁の鈍化，脾腫などにより高度線維化進行例 (肝硬変) の場合評価が可能であり，かつ肝細胞癌のスクリーニングも可能である．しかしながら，従来の B モードを用いた超音波のみでは肝脂肪量や線維化の定量化は困難で，NAFL と NASH の鑑別はできない[3]．

　computed tomography (CT) では単純 CT におい各臓器の CT 値は肝臓が約 50〜70 HU (Hounsfield Unit)，脾臓が約 50 HU であり，脂肪肝の場合には肝臓の CT 値は脂肪沈着の程度に応じて低下していく．肝臓と脾臓の CT 値を測定し肝臓と脾臓の比 (liver to spleen ratio：L/S 比) を測定することにより肝脂肪蓄積量の半定量が可能であるが[4]，軽度の脂肪肝場合には評価は困難である．また，CT でも肝硬変まで進行した場合には診断が可能であるが，それ以前の線維化ステージを診断することは困難とされている[3]．

　MRI は肝臓の機能的な定量診断を行うことが可能となり，脂肪蓄積の定量法として MR spectroscopy (MRS) などが用いられてきた．

　現状では NAFLD/NASH の画像診断として肝臓内脂肪量の存在，半定量は腹部超音波，CT，MRI で可能であるが，NASH の鑑別には不十分である．

　肝脂肪量の定量として，超音波でエコー信号の減衰率を用いた評価，MRI で水分子と脂肪分子のプロトンの存在比を用いた定量方法の開発が行われている．また，超音波[5] や MRI[6] で剪断波 (shear wave) を利用したエラストグラフィの開発や臨床応用が進められている．

文献

1) European Association for the Study of the Liver (EASL); European Association for the Study of Diabetes (EASD); European Association for the Study of Obesity (EASO). EASL-EASD-EASO Clinical Practice Guidelines for the management of non-alcoholic fatty liver disease. J Hepatol 2016; **64**: 1388-1402 (ガイドライン)
2) 日本消化器病学会 (編)．NAFLD/NASH 診療ガイドライン 2014，南江堂，東京，2014 (ガイドライン)

3) Saadeh S, Younossi ZM, Remer EM, et al. The utility of radiological imaging in nonalcoholic fatty liver disease. Gastroenterology 2002; **123**: 745-750（横断）

4) Iwasaki M, Takade Y, Hayashi M, et al. Noninvasive evaluation of graft steatosis in living donor liver transplantation. Transplantation 2004; **78**: 1501-1505（非ランダム）

5) Shiina T, Nightingale KR, Palmeri ML, et al. WFUMB guidelines and recommendations for clinical use of ultrasound elastography: Part 1: basic principles and terminology. Ultrasound Med Biol 2015; **41**: 1126-1147（ガイドライン）

6) Imajo K, Kessoku T, Honda Y, et al. Magnetic Resonance Imaging More Accurately Classifies Steatosis and Fibrosis in Patients With Nonalcoholic Fatty Liver Disease Than Transient Elastography. Gastroenterology 2016; **150**: 626-637.e7（横断）

第4章
治療

食事・運動療法による減量は NAFLD/NASH に有用か？

回答

● 食事や運動療法による体重減少は NAFLD/NASH の肝機能および組織像を改善する.

解説

食事・運動療法による体重減少は，NAFLD/NASH の病態を改善させる[1]. 具体的な減量目標も明らかになってきている. すなわち，5％の体重減少によって Chronic Liver Disease Questionnaire (CLDQ) で評価した QOL の改善が得られる[2]. さらに，7％以上の体重減少により NASH の肝脂肪化や炎症細胞浸潤，風船様腫大を軽減し，NAFLD activity score (NAS) の改善が認められる[3]. 最近の多数例 (261 例) での検討でも減量の程度に応じた肝組織の改善が認められ，特に 10％以上の減量で肝線維化も改善することが示されている[4]. このように，5％の減量により QOL が，7〜10％以上の減量により組織学的改善が期待できる. しかし，5％，7％，10％減量の達成率はそれぞれ 30％，18％，10％と低く[4]，生活習慣への介入は目標達成率やアドヒアランスの維持が課題である. また，こられはすべて海外の成績であり，日本人での検証も必要である.

減量を目標とした食事内容については，肝組織学的評価や無作為化試験に基づいた根拠が少ないのが現状である. NAFLD に対して食事療法で介入する際には，多くの報告で低カロリー食が処方される[5,6]. 食事内容の検討もなされているが，減量にはカロリー制限がより重要であることは明白である[7]. 最近，果糖の摂取と NAFLD/NASH の進展との関連を示す報告がなされており，高果糖含有食品の適正摂取について議論する必要がある. NAFLD に対する有酸素運動の効果は広く受け入れられているが，最近レジスタンス運動も有用と報告された[8].

これらの結果から，食事や運動療法による体重減少は肝機能および組織像を改善すると考えられる.

文献

1) Musso G, Cassader M, Rosina F, et al. Impact of current treatments on liver disease, glucose metabolism and cardiovascular risk in non-alcoholic fatty liver disease (NAFLD): a systematic review and meta-analysis of randomised trials. Diabetologia 2012; **55**: 885-904 (メタ)
2) Tapper EB, Lai M. Weight loss results in significant improvements in quality of life for patients with non-alcoholic fatty liver disease: A prospective cohort study. Hepatology 2016; **63**: 1184-1189 (コホート)
3) Promrat K, Kleiner DE, Niemeier HM, et al. Randomized controlled trial testing the effects of weight loss on nonalcoholic steatohepatitis. Hepatology 2010; **51**: 121-129 (ランダム)
4) Vilar-Gomez E, Martinez-Perez Y, Calzadilla-Bertot L, et al. Weight loss through lifestyle modification significantly reduces features of nonalcoholic steatohepatitis. Gastroenterology 2015; **149**: 367-378 (コホート)
5) Wang RT, Koretz RL, Yee HF Jr. Is weight reduction an effective therapy for nonalcoholic fatty liver? A systematic review. Am J Med 2003; **115**: 554-559 (メタ)
6) Haufe S, Engeli S, Kast P, et al. Randomized comparison of reduced fat and reduced carbohydrate hypocaloric diets on intrahepatic fat in overweight and obese human subjects. Hepatology 2011; **53**: 1504-

1514（ランダム）

7) Sacks FM, Bray GA, Carey VJ, et al. Comparison of weight-loss diets with different compositions of fat, protein, and carbohydrates. N Engl J Med 2009; **360**: 859-873（ランダム）

8) Hashida R, Kawaguchi T, Bekki M, et al. Aerobic vs. resistance exercise in non-alcoholic fatty liver disease: A systematic review. J Hepatol 2017; **66**: 142-152（メタ）

第4章　治療

NAFLD/NASH の改善に勧められる食事内容は？

推奨

- カロリー制限による体重の減少は，NAFLD 患者の肝機能，肝脂肪化を改善させる．NAFLD/NASH の改善にはエネルギー摂取量の適正化を優先し，栄養素摂取比率では炭水化物もしくは脂質を制限することを提案する．
【推奨の強さ：**弱**（合意率 100%），エビデンスレベル：**C**】

解説

　食事，運動療法といった生活習慣への介入により，NAFLD 患者の ALT 値や超音波，MRI により測定された肝脂肪量が改善することが報告されてきた．ただし，少数例の報告が多く，組織学的改善が確認されていないなど，長く NAFLD に対する生活習慣への介入の効果を明確に結論づけるにはいたらなかった[1]．2010 年頃，組織学的に証明された NASH 患者に対する RCT が 3 件報告された．いずれにおいても，カロリー制限，有酸素運動による体重減少に伴い肝の組織所見が改善することが示されており[2~4]，肥満 NAFLD 患者に対する体重減少の効果が明らかにされた．

　肥満を伴う NAFLD に対して食事療法単独で介入する際には，すべての報告で低カロリー食が処方される．そのエネルギー比率では，炭水化物 50~60%，脂質 20~25% と脂質が制限されることが多い[1,2,5]．しかし，治療介入前の摂取エネルギーよりも 30% 減のカロリー制限を，低炭水化物食と低脂肪食の 2 群で比較した RCT では，どちらの治療食も体重，内臓脂肪，肝臓内脂質含有量を減少させたとする報告や[6]，減量には炭水化物，脂質の比率よりもカロリー制限が重要であることを指摘した RCT がある[7]．また，地中海式ダイエットに代表されるように，低炭水化物に加え不飽和脂肪酸を摂取することで肝脂肪化が改善するとの報告もみられる[8,9]．一方，少数例の検討であるが，食事中の鉄分を制限すると ALT とフェリチン値が低下する可能性がある[10]．コーヒーの摂取が NAFLD の発症や線維化の進展，肝発癌を抑制するとした疫学研究が複数みられ，メタアナリシスの結果からもこのことが示唆された[11~13]．

　これらの結果から，カロリー制限による体重の減量は，NAFLD 患者の肝脂肪化を改善させる．その際は，炭水化物もしくは脂質が制限された食事を処方することを提案する．カロリー制限を長期間施行することで QOL が損なわれる危惧があるが，安全性は高く，カロリー制限による減量が肥満 NAFLD 患者に与える利益は少なくない．

文献

1) Wang RT, Koretz RL, Yee HF Jr. Is weight reduction an effective therapy for nonalcoholic fatty liver? A systematic review. Am J Med 2003; **115**: 554-559（メタ）
2) Promrat K, Kleiner DE, Niemeier HM, et al. Randomized controlled trial testing the effects of weight loss on nonalcoholic steatohepatitis. Hepatology 2010; **51**: 121-129（ランダム）
3) Vilar Gomez E, Rodriguez De Miranda A, Gra Oramas B, et al. Clinical trial: a nutritional supplement Viusid, in combination with diet and exercise, in patients with nonalcoholic fatty liver disease. Aliment

Pharmacol Ther 2009; **30**: 999-1009（ランダム）

4) Wong VW, Chan RS, Wong GL, et al. Community-based lifestyle modification programme for non-alcoholic fatty liver disease: a randomized controlled trial. J Hepatol 2013; **59**: 536-542（ランダム）

5) de Luis DA, Aller R, Izaola O, et al. Effect of two different hypocaloric diets in transaminases and insulin resistance in nonalcoholic fatty liver disease and obese patients. Nutr Hosp 2010; **25**: 730-735（ランダム）

6) Haufe S, Engeli S, Kast P, et al. Randomized comparison of reduced fat and reduced carbohydrate hypocaloric diets on intrahepatic fat in overweight and obese human subjects. Hepatology 2011; **53**: 1504-1514.（ランダム）

7) Sacks FM, Bray GA, Carey VJ, et al. Comparison of weight-loss diets with different compositions of fat, protein, and carbohydrates. N Engl J Med 2009; **360**: 859-873（ランダム）

8) Ryan MC, Itsiopoulos C, Thodis T, et al. The Mediterranean diet improves hepatic steatosis and insulin sensitivity in individuals with non-alcoholic fatty liver disease. J Hepatol 2013; **59**: 138-143（ケースコントロール）

9) Romero-Gómez M, Zelber-Sagi S, Trenell M. Treatment of NAFLD with diet, physical activity and exercise. J Hepatol 2017; **67**: 829-846（メタ）

10) Yamamoto M, Iwasa M, Iwata K, et al. Restriction of dietary calories, fat and iron improves non-alcoholic fatty liver disease. J Gastroenterol Hepatol 2007; **22**: 498-503（ケースコントロール）

11) Molloy JW, Calcagno CJ, Williams CD, et al. Association of coffee and caffeine consumption with fatty liver disease, nonalcoholic steatohepatitis, and degree of hepatic fibrosis. Hepatology 2012; **55**: 429-436（横断）

12) Wijarnpreecha K, Thongprayoon C, Ungprasert P. Coffee consumption and risk of nonalcoholic fatty liver disease: a systematic review and meta-analysis. Eur J Gastroenterol Hepatol 2017; **29**: e8-e12（メタ）

13) Bravi F, Bosetti C, Tavani A, et al. Coffee reduces risk for hepatocellular carcinoma: an updated meta-analysis. Clin Gastroenterol Hepatol 2013; **11**: 1413-1421（メタ）

第4章 治療

運動療法は NAFLD/NASH に有用か？

● 運動による肝の組織学的変化は明らかになっていないが，運動療法単独でも NAFLD 患者の肝機能，肝脂肪化は改善するため行うことを推奨する．
【推奨の強さ：強（合意率 100%），エビデンスレベル：B 】

解説

食事，運動療法といった生活習慣への介入により，NAFLD 患者の血清トランスアミナーゼ値や超音波，MRI により測定された肝脂肪化が改善することが多く報告されており，NAFLD に対する運動療法の効果は広く受け入れられている[1]．一方で，運動療法単独による効果を組織学的に評価した大規模 RCT は報告されていない[2]．

食事療法を行わず運動療法単独で介入を行い，MRI を用いて肝脂肪量の変化を検討した報告がみられる．主に肥満を合併した NAFLD を対象に，30〜60 分，週 3〜4 回の有酸素運動を 4〜12 週間継続することで，体重減少を伴わなくても肝脂肪化が改善することが示されている[3,4]．運動強度および運動時間に関しては，週に 250 分以上中等度から強度の有酸素運動を 12 週間行った群では，効果的に肝脂肪化が改善すると報告された[5]．中等度以上の運動強度がより有用であることはメタアナリシスによっても示されている[6]．運動の種類に関して，有酸素運動とレジスタンス運動を比較したメタアナリシスでは，レジスタンス運動はエネルギー消費量が有酸素運動より低いにもかかわらず，同様に NAFLD 患者の肝脂肪化を改善することが報告された[7]．なお，運動療法の効果はベースラインの BMI と相関し，肥満度がより高度な症例で肝脂肪化と肝障害の改善が得られやすい[8]．

これらの報告は組織学的変化をエンドポイントとしておらず，短期間での試験成績ではあるが，運動療法単独でも肝脂肪化が改善すると考えられ，肥満を合併した NAFLD/NASH に対して運動療法を指示することは，行うことを推奨する．生活習慣への介入であり，QOL が損なわれる危惧があるが，運動療法が患者にもたらす利益は少なくなく，コストの面からも有益である．

文献

1) Promrat K, Kleiner DE, Niemeier HM, et al. Randomized controlled trial testing the effects of weight loss on nonalcoholic steatohepatitis. Hepatology 2010; **51**: 121-129（ランダム）
2) Chalasani N, Younossi Z, Lavine JE, et al. The Diagnosis and Management of Nonalcoholic Fatty Liver Disease: Practice Guidance From the American Association for the Study of Liver Diseases. Hepatology 2018; **67**: 328-357（ガイドライン）
3) van der Heijden GJ, Wang ZJ, Chu ZD, et al. A 12-week aerobic exercise program reduces hepatic fat accumulation and insulin resistance in obese, Hispanic adolescents. Obesity (Silver Spring) 2010; **18**: 384-390（ケースコントロール）
4) Johnson NA, Sachinwalla T, Walton DW, et al. Aerobic exercise training reduces hepatic and visceral lipids in obese individuals without weight loss. Hepatology 2009; **50**: 1105-1112（ランダム）

5) Oh S, Shida T, Yamagishi K, et al. Moderate to vigorous physical activity volume is an important factor for managing nonalcoholic fatty liver disease: a retrospective study. Hepatology 2015; **61**: 1205-1215（ケースコントロール）

6) Katsagoni CN, Georgoulis M, Papatheodoridis GV, et al. Effects of lifestyle interventions on clinical characteristics of patients with non-alcoholic fatty liver disease: A meta-analysis. Metabolism 2017; **68**: 119-132（メタ）

7) Hashida R, Kawaguchi T, Bekki M, et al. Aerobic vs. resistance exercise in non-alcoholic fatty liver disease: A systematic review. J Hepatol 2017; **66**: 142-152（メタ）

8) Orci LA, Gariani K, Oldani G, et al. Exercise-based Interventions for Nonalcoholic Fatty Liver Disease: A Meta-analysis and Meta-regression. Clin Gastroenterol Hepatol 2016; **14**: 1398-1411（メタ）

第4章 治療

BQ 4-2

常用量の UDCA は NAFLD/NASH に有用か？

回答

- 常用量の UDCA は NAFLD/NASH に対して有用性が認められない．

解説

　常用量 UDCA（ウルソデオキシコール酸）に関しては，2004 年の RCT で UDCA（13〜15 mg/kg/日）の NASH における肝機能異常および肝組織障害に対する効果が評価され，常用量 UDCA では肝機能異常，肝組織障害に対して改善効果は認められなかった[1]．2010 年の RCT では高用量（23〜28 mg/kg/日）の肝機能異常および肝組織障害に対する効果が評価され，ALT に関してはプラセボとの有意差は認めず，γ-GTP のみプラセボと比較して有意な改善効果を認めた．肝組織障害に関しては lobular inflammation のみプラセボより有意に改善効果を認めたが，線維化を含め overall で組織の改善効果はプラセボとの有意差を認めなかった[2]．2010 年のメタアナリシスでは常用量，高用量の UDCA が併せて評価されており，ALT の改善効果は認められているが組織学的な改善効果は認められていない[3]．メタアナリシス後の 2011 年に高用量 UDCA が RCT で再度評価されており[4]，肝機能異常に関してプラセボと比較して有意に改善効果を認めた．また，肝組織障害に関しては肝生検での評価はされていないが FibroTest® でプラセボと比較して有意に改善効果を認めた．常用量の UDCA による NASH に対する効果は否定的であるが，高用量に関しては有用である可能性が残っている．ただし，日本では高用量の UDCA は使用されていない．

文献

1) Lindor KD, Kowdley KV, Heathcote EJ, et al. Ursodeoxycholic acid for treatment of nonalcoholic steatohepatitis: results of a randomized trial. Hepatology 2004; **39**: 770-778（ランダム）
2) Leuschner UF, Lindenthal B, Herrmann G, et al; NASH Study Group. High-dose ursodeoxycholic acid therapy for nonalcoholic steatohepatitis: a double-blind, randomized, placebo-controlled trial. Hepatology 2010; **52**: 472-479（ランダム）
3) Musso G, Gambino R, Cassader M, et al. A meta-analysis of randomized trials for the treatment of nonalcoholic fatty liver disease. Hepatology 2010; **52**: 79-104（メタ）
4) Ratziu V, de Ledinghen V, Oberti F, et al; FRESGUN. A randomized controlled trial of high-dose ursodeoxycholic acid for nonalcoholic steatohepatitis. J Hepatol 2011; **54**: 1011-1019（ランダム）

CQ **4-3**

チアゾリジン誘導体は NAFLD/NASH に有用か？

推奨

● ピオグリタゾンは比較的短期の使用で NASH の肝組織像を改善する．２型糖尿病を合併する NASH においてピオグリタゾンは有益性が認められるため投与することを推奨する．なおピオグリタゾンは NAFLD/NASH に対する保険適用はない．　　**【推奨の強さ：強（合意率 92%），エビデンスレベル：A 】**

解説

　チアゾリジン誘導体（TZD）は核内受容体である PPARγ のアゴニストとして作用し，大型の脂肪細胞を小型に分化させる．これにより肥大した脂肪細胞から分泌される遊離脂肪酸や TNFα，IL-6 などの炎症性アディポカインが減少し，アディポネクチンの分泌量が増加することからインスリン抵抗性，脂質代謝異常を改善させる．ロシグリタゾンとピオグリタゾンが現在販売されているが，ロシグリタゾンは副作用から欧米でも使用が制限され，本邦では発売されていないため，本項ではピオグリタゾンを中心に述べる．

　NASH に対するピオグリタゾンの効果を検討した RCT を 6 件採択した[1~6]．これらはそれぞれピオグリタゾン使用量（30~45 mg），投与期間（6~36 ヵ月），対象症例の糖尿病合併の有無などが異なるが，いずれも組織学的改善を評価項目に加えており，質の高いエビデンスを提供していると考えられる．いずれの報告でもピオグリタゾンは NAS の評価項目である脂肪化，風船様変性，lobular inflammation をプラセボ群に比較して有意に改善している．また，4 件の研究で線維化の改善も示されている[1,2,4,5]．治療効果を予測する因子は不明の点も多いが，文献 4 ではピオグリタゾンによる脂肪組織のインスリン抵抗性の変化が NASH の肝組織（風船様変性，線維化，NAS）の改善と相関したことを示しており，文献 6 ではピオグリタゾン，その代謝残物の血中濃度を pioglitazone exposure index として算出し，血中ピオグリタゾン濃度，pioglitazone exposure index いずれも組織学的改善（脂肪化，炎症，NAS）と相関したことを示している．

　また，6 件の TZD に関するメタアナリシスを採択した[7~12]．文献 9 はピオグリタゾンのみの解析であるが，それ以外はロシグリタゾン，ピオグリタゾンを合わせた解析である．いずれの解析でも TZD による NASH の組織学的活動性の改善が示されている．線維化の改善は文献 9，10，12 で示されているが，文献 8 でもピオグリタゾンに限った解析ではプラセボに比し線維化の改善が認められている．しかし，肝硬変への進展予防や生命予後改善などハードエンドポイントへの効用は不明であり，今後の検証を待つことになる．

　長期投与症例では副作用の出現が問題となる．ほぼすべての RCT，メタアナリシスでピオグリタゾンによる体重増加が指摘されている．他にもエビデンスは不十分であるが TZD でよく知られる心不全，骨折のリスクについても注意を要する．また，当初ピオグリタゾンによる膀胱癌リスクの上昇が懸念されたが，最近の大規模な疫学研究結果より両者の因果関係は否定的である[13,14]．以上よりリスクと利益のバランスから，インスリン抵抗性を有する NASH 症例へのピオグリタゾン投与は有益性が認められると結論づける．

第４章　治療

▌文献▌

1) Belfort R, Harrison SA, Brown K, et al. A placebo-controlled trial of pioglitazone in subjects with nonalcoholic steatohepatitis. N Eng J Med 2006; **355**: 2297-2307（ランダム）

2) Aithal GP, Thomas JA, Kaye PV, et al. Randomized, placebo-controlled trial of pioglitazone in nondiabetic subjects with nonalcoholic steatohepatitis. Gastroenterology 2008; **135**: 1176-1184（ランダム）

3) Sanyal AJ, Chalasani N, Kowdley KV, et al. Hoofnagle JH, Robuck PR. Pioglitazone, vitamin E, or placebo for nonalcoholic steatohepatitis. N Engl J Med 2010; **362**: 1675-1685（ランダム）

4) Bell LN, Wang J, Muralidharan S, et al. Relationship between adipose tissue insulin resistance and liver histology in nonalcoholic steatohepatitis: a pioglitazone versus vitamin E versus placebo for the treatment of nondiabetic patients with nonalcoholic steatohepatitis trial follow-up study. Hepatology 2012; **56**: 1311-1318（ランダム）

5) Cusi K, Orsak B, Bril F, et al. Long-Term Pioglitazone Treatment for Patients With Nonalcoholic Steatohepatitis: A randomized trial. Ann Intern Med 2016; **165**: 305-315（ランダム）

6) Kawaguchi-Suzuki M, Bril F, Kalavalapalli S, et al. Concentration-dependent response to pioglitazone in nonalcoholic steatohepatitis. Aliment Pharmacol Ther 2017; **46**: 56-61（ランダム）

7) Musso G, Gambino R, Cassader M, et al. A meta-analysis of randomized trials for the treatment of nonalcoholic fatty liver disease. Hepatology 2010; **52**: 79-104（メタ）

8) Mahady SE, Webster AC, Walker S, et al. The role of thiazolidinediones in non-alcoholic steatohepatitis - a systematic review and meta analysis. J Hepatol 2011; **55**: 1383-1390（メタ）

9) Boettcher E, Csako G, Pucino F, et al. Meta-analysis: pioglitazone improves liver histology and fibrosis in patients with non-alcoholic steatohepatitis. Aliment Pharmacol Ther 2012; **35**: 66-75（メタ）

10) Sawangjit R, Chongmelaxme B, Phisalprapa P, et al. Comparative efficacy of interventions on nonalcoholic fatty liver disease (NAFLD): A PRISMA-compliant systematic review and network meta-analysis. Medicine (Baltimore) 2016; **95**: e4529（メタ）

11) Said A, Akhter A. Meta-Analysis of Randomized Controlled Trials of Pharmacologic Agents in Non-alcoholic Steatohepatitis. Ann Hepatol 2017; **16**: 538-547（メタ）

12) Musso G, Cassader M, Paschetta E, et al. Thiazolidinediones and Advanced Liver Fibrosis in Nonalcoholic Steatohepatitis: A Meta-analysis. JAMA Intern Med 2017; **177**: 633-640（メタ）

13) James D, Lewis, MD, MSCE, et al. Pioglitazone use and risk of bladder cancer and other common cancers in persons with diabetes. JAMA 2015; **314**: 265-277（コホート）

14) Korhonen P, Heintjes EM, Williams R, et al. Pioglitazone use and risk of bladder cancer in patients with type 2 diabetes: retrospective cohort study using datasets from four European countries. BMJ 2016; **354**: i3903（コホート）

CQ 4-4

ビグアナイドは NAFLD/NASH に有用か？

推奨

● ビグアナイドの短期投与で NAFLD/NASH の肝機能および肝組織像を改善するかについてはエビデンスが乏しく，NAFLD/NASH の特異的な治療としては投与しないことを提案する．

【推奨の強さ：**弱**（合意率 100%），エビデンスレベル：**B**】

■ 解説 ■

　メトホルミンは欧米では糖尿病治療の第一選択薬であり，本邦でも使用が増加している．メトホルミンはミトコンドリアの呼吸鎖 Complex I を阻害し，ATP 合成を抑制することにより細胞内の AMP/ATP 比を増加させる．これに伴い AMP キナーゼが活性化され，肝での糖新生が抑制されるだけでなく，脂肪酸の合成阻害と分解（β酸化）が促進するとされている．この作用機序からメトホルミンの NAFLD/NASH への有用性が期待され，多くの研究が行われてきた[1~7]．メトホルミン投与により血管抵抗や糖脂質代謝マーカーが改善したことを示した報告は認められるが[4,6]，肝酵素の改善を示した報告は文献 1, 2 のみである．また，文献 4, 6 を除く 5 つの研究で組織学的検討が行われている．文献 5 は糖尿病非合併の NAFLD/NASH 患者におけるメトホルミンの組織学的変化に対する効果を検討したものであり，文献 7 はロシグリタゾンを使用した糖尿病患者でのメトホルミン追加による肝組織の変化を検討したものである．文献 2 のみでメトホルミン投与により肝の脂肪沈着，壊死，線維化が有意に改善したことが報告されているが，それ以外の研究結果ではメトホルミンによる肝の組織学的改善効果は否定的である[1,3,5,7]．しかし，いずれの RCT もサンプルサイズが小さく，各研究で評価項目が異なるという問題点を有している．少数例の若年者を対象にした RCT でもメトホルミン投与は対照群に比べて有意な肝組織改善を示せず[8]，さらに大規模な研究でもメトホルミンは若年 NAFLD の ALT 改善にプラセボに対して優位性を認めなかった[9]．

　いくつかのメタアナリシスも報告されている[10~13]．しかし，いずれの解析でもメトホルミンが NAFLD/NASH の血液生化学，肝組織改善に有用であるという結論は得られていない．一因として解析されたいずれの RCT もサンプルサイズが小さく，併用薬の有無，観察期間，エンドポイントが異なり，データの統合が困難であることがあげられる．高いエビデンスの構築のためには，今後エンドポイントを再検討したより大規模な長期観察の RCT が必要である．

　また，最近ではメトホルミンが肝をはじめとする多くの部位の発癌に抑制的に働く可能性があることが臨床研究，基礎的研究のいずれからも報告されている[14]．メトホルミンの発癌抑制効果に関しては今後さらなる研究結果を待ちたい．

　これらの解析結果から現時点ではビグアナイドの投与は糖尿病を合併しない NAFLD/NASH の特異的な治療としての効果が期待できないと結論づける．

第4章　治療

▌文献▐

1) Uygun A, Kadayfci A, Isik AT, et al. Metformin in the treatment of patients with non-alcoholic steatohepatitis. Aliment Pharmacol Ther 2004; **19**: 537-544（ランダム）

2) Bugianesi E, Gentilcore E, Manini R, et al. A randomized controlled trial of metformin versus vitamin E or prescriptive diet in nonalcoholic fatty liver disease. Am J Gastroenterol 2005; **100**: 1082-1090（ランダム）

3) Haukeland JW, Konopski Z, Eggesbo HB, et al. Metformin in patients with non-alcoholic fatty liver disease: A randomized, controlled trial. Scand J Gastroenterol 2009; **44**: 853-860（ランダム）

4) Sofer E, Boaz M, Zipora M, et al. Treatment with insulin sensitizer metformin improves arterial properties, metabolic parameters, and liver function in patients with nonalcoholic fatty liver disease: a randomized, placebo-controlled trial. Metabolism 2011; **60**: 1278-1284（ランダム）

5) Shields WW, Thompson KE, Grice GA, et al. The effect of metformin and standard therapy versus standard therapy alone in nondiabetic patients with insulin resistance and nonalcoholic steatohepatitis: a pilot trial. Therap Adv Gastroenterol 2009; **2**; 157-163（ランダム）

6) Garinis GA, Fruci B, Mazza A, et al. Metformin versus dietary treatment in nonalcoholic hepatic steatosis: a randomized study. Int J Obes 2010; **34**: 1255-1264（ランダム）

7) Torres DM, Jones FJ, Shaw JC, et al. Rosiglitazone versus rosiglitazone and metformin versus rosiglitazone and losartan in the treatment of nonalcoholic steatohepatitis in humans: a 12-month randomized, prospective, open- label trial. Hepatology 2011; **54**: 1631-1639（ランダム）

8) Nobili V, Manco M, Ciampalini P, et al. Metformin use in children with nonalcoholic fatty liver disease: an open-label, 24-month, observational pilot study. Clin Ther 2008; **30**: 1168-1176（ランダム）

9) Lavine JE, Schwimmer JB, Van Natta ML, et al. Effect of Vitamin E or Metformin for treatment of nonalcoholic fatty liver disease in children and adolescents. JAMA 2011; **305**: 1659-1668（ランダム）

10) Musso G, Gambino R, Cassader M, et al. A meta-analysis of randomized trials for the treatment of nonalcoholic fatty liver disease. Hepatology 2010; **52**: 79-104（メタ）

11) Rakoski MO, Singal AG, Rogers MAM, et al. Meta-analysis: Insulin sensitizers for the treatment of nonalcoholic steatohepatitis. Aliment Pharmacol Ther 2010; **32**: 1211-1221（メタ）

12) Sawangjit R, Chongmelaxme B, Phisalprapa P, et al. Comparative efficacy of interventions on nonalcoholic fatty liver disease (NAFLD): A PRISMA-compliant systematic review and network meta-analysis. Medicine (Baltimore) 2016; **95**: e4529（メタ）

13) Said A, Akhter A. Meta-Analysis of Randomized Controlled Trials of Pharmacologic Agents in Non-alcoholic Steatohepatitis. Ann Hepatol 2016; **16**: 538-547（メタ）

14) Schulten HJ. Pleiotropic Effects of Metformin on Cancer. Int J Mol Sci 2018; **19**: 2850（メタ）

CQ 4-5

SGLT2 阻害薬は NAFLD/NASH に有用か？

推 奨

● 2 型糖尿病を有する NAFLD/NASH 患者において sodium glucose cotransporter 2 (SGLT2) 阻害薬の投与が肝機能と肝組織を改善させるため投与を提案する．なお，SGLT2 阻害薬は NAFLD/NASH に対する保険適用はない．
【推奨の強さ：弱（合意率 100%），エビデンスレベル：C 】

解説

　sodium glucose cotransporter 2（SGLT2）阻害薬は最近開発された糖尿病治療薬であるが，SGLT2 は腎の近位尿細管に局在しており，糸球体で濾過されたグルコースのおよそ 90% は SGLT2 を介して再吸収されている．SGLT2 阻害薬は近位尿細管でのグルコースの再吸収を阻害することによってインスリン非依存性に血糖を低下させるとともにエネルギーを尿から体外に糖の形で放出することで体重減少作用が期待できる．このような背景のもと，SGLT2 阻害薬による NAFLD/NASH への治療応用が試みられている．当初は臨床治験を含めた糖尿病患者に対する SGLT2 阻害薬を投与した際の血液データを retrospective に解析して，血液生化学的に肝機能障害のあった糖尿患者が SGLT2 阻害薬の投与によって肝機能が改善したことが明らかになった[1~4]．また，retrospective な解析ではあるが，GLP-1 アゴニストや DPP-4 阻害薬で効果のなかった糖尿病合併 NAFLD 患者において SGLT2 阻害薬が NAFLD に対して改善効果を示したという報告[5,6]や肝生検で診断した糖尿病合併 NAFLD 患者に SGLT2 阻害薬を投与したところ肝機能が改善したという報告がなされた[7]．その後 7 編の prospective open-label single-arm study が報告されて，種々の SGLT2 阻害薬の投与によって血液生化学検査が改善している[8~11]．肝の脂肪化に関しては vibration-controlled transient elastography（VCTE）の controlled attenuation parameter（CAP）や MRI-Hepatic Fat Fraction で肝脂肪の減少が確認されている[12,13]．肝組織においても少数例のパイロットスタディではあるが一部の例で線維化や NAS の改善が認められている[14]．さらに種々の SGLT2 阻害薬による RCT も 5 編報告されており，SGLT2 阻害薬の投与によって，血液生化学検査が改善して肝/脾 CT 値や CAP による評価で肝脂肪が減少していることを確認している[15~19]．また，SGLT2 阻害薬のひとつであるカナグリフロジンのメタアナリシスの論文が 2018 年に公表され，血液生化学検査で改善がみられることが示された[20]．しかしながら，これまでの SGLT2 阻害薬による NAFLD/NASH に対する効果の検討では SGLT2 阻害薬投与後に多数例で肝組織を検討したものがなく，さらに比較的短期間の検討ばかりで長期的な肝組織に対する SGLT2 阻害薬の効果は不明である．

文献

1) Komiya C, Tsuchiya K, Shiba K, et al. Ipragliflozin Improves Hepatic Steatosis in Obese Mice and Liver Dysfunction in Type 2 Diabetic Patients Irrespective of Body Weight Reduction. PLoS One 2016; **11** (3): e0151511（コホート）

第 4 章 治療

2) Takase T, Nakamura A, Miyoshi H, et al. Amelioration of fatty liver index in patients with type 2 diabetes on ipragliflozin: an association with glucose-lowering effects. Endocr J 2017; **64**: 363-367（コホート）

3) Seko Y, Sumida Y, Sasaki K, et al. Effects of canagliflozin, an SGLT2 inhibitor, on hepatic function in Japanese patients with type 2 diabetes mellitus: pooled and subgroup analyses of clinical trials. J Gastroenterol 2018; **53**: 140-151（コホート）

4) Bajaj HS, Brown RE, Bhullar L, et al. SGLT2 inhibitors and incretin agents: Associations with alanine aminotransferase activity in type 2 diabetes. Diabetes Metab 2018; **44**: 493-499（コホート）［検索期間外文献］

5) Choi DH, Jung CH, Mok JO, et al. Effect of Dapagliflozin on Alanine Aminotransferase Improvement in Type 2 Diabetes Mellitus with Non-alcoholic Fatty Liver Disease. Endocrinol Metab (Seoul) 2018; **33**: 387-394（コホート）

6) Ohki T, Isogawa A, Toda N, et al. Effectiveness of Ipragliflozin, a Sodium-Glucose Co-transporter 2 Inhibitor, as a Second-line Treatment for Non-Alcoholic Fatty Liver Disease Patients with Type 2 Diabetes Mellitus Who Do Not Respond to Incretin-Based Therapies Including Glucagon-like Peptide-1 Analogs and Dipeptidyl Peptidase-4 Inhibitors. Clin Drug Investig 2016; **36**: 313-319（コホート）

7) Seko Y, Sumida Y, Tanaka S, et al. Effect of sodium glucose cotransporter 2 inhibitor on liver function tests in Japanese patients with non-alcoholic fatty liver disease and type 2 diabetes mellitus. Hepatol Res 2017; **47**: 1072-1078

8) Tobita H, Sato S, Miyake T, et al. Effects of Dapagliflozin on Body Composition and Liver Tests in Patients with Nonalcoholic Steatohepatitis Associated with Type 2 Diabetes Mellitus: A Prospective, Open-label, Uncontrolled Study. Curr Ther Res Clin Exp 2014; **87**: 13-19（コホート）

9) Inoue M, Hayashi A, Taguchi T, et al. Effects of canagliflozin on body composition and hepatic fat content in type 2 diabetes patients with non-alcoholic fatty liver disease. J Diabetes Investig 2019; **10**: 1004-1011（コホート）［検索期間外文献］

10) Itani T, Ishihara T. Efficacy of canagliflozin against nonalcoholic fatty liver disease: a prospective cohort study. Obes Sci Pract 2018; **4**: 477-482（コホート）

11) Seko Y, Nishikawa T, Umemura A, et al. Efficacy and safety of canagliflozin in type 2 diabetes mellitus patients with biopsy-proven nonalcoholic steatohepatitis classified as stage 1-3 fibrosis. Diabetes Metab Syndr Obes 2018; **11**: 835-843（コホート）［検索期間外文献］

12) Sumida Y, Murotani K, Saito M, et al. Effect of luseogliflozin on hepatic fat content in type 2 diabetes patients with non-alcoholic fatty liver disease: A prospective, single-arm trial (LEAD trial). Hepatol Res 2019; **49**: 64-71（コホート）［検索期間外文献］

13) Miyake T, Yoshida S, Furukawa S, et al. Ipragliflozin Ameliorates Liver Damage in Non-alcoholic Fatty Liver Disease. Open Med (Wars) 2018; **13**: 402-409（コホート）

14) Akuta N, Watanabe C, Kawamura Y, et al. Effects of a sodium-glucose cotransporter 2 inhibitor in nonalcoholic fatty liver disease complicated by diabetes mellitus: Preliminary prospective study based on serial liver biopsies. Hepatol Commun 2017; **27**: 46-52（ケースコントロール）

15) Ito D, Shimizu S, Inoue K, et al. Comparison of Ipragliflozin and Pioglitazone Effects on Nonalcoholic Fatty Liver Disease in Patients with Type 2 Diabetes: A Randomized, 24-Week, Open-Label, Active-Controlled Trial. Diabetes Care 2017; **40**: 1364-1372（ランダム）

16) Shibuya T, Fushimi N, Kawai M, et al. Luseogliflozin improves liver fat deposition compared to metformin in type 2 diabetes patients with non-alcoholic fatty liver disease: A prospective randomized controlled pilot study. Diabetes Obes Metab 2018; **20**: 438-442（ランダム）

17) Kuchay MS, Krishan S, Mishra SK, et al. Effect of Empagliflozin on Liver Fat in Patients With Type 2 Diabetes and Nonalcoholic Fatty Liver Disease: A Randomized Controlled Trial (E-LIFT Trial). Diabetes Care 2018; **41**: 1801-1808（ランダム）

18) Eriksson JW, Lundkvist P, Jansson PA, et al. Effects of dapagliflozin and n-3 carboxylic acids on non-alcoholic fatty liver disease in people with type 2 diabetes: a double-blind randomised placebo-controlled study. Diabetologia 2018; **61**: 1923-1934（ランダム）

19) Shimizu M, Suzuki K, Kato K, et al. Evaluation of the effects of dapagliflozin, a sodium-glucose co-transporter-2 inhibitor, on hepatic steatosis and fibrosis using transient elastography in patients with type 2 diabetes and non-alcoholic fatty liver disease. Diabetes Obes Metab 2019; **21**: 285-292（ランダム）［検索期間外文献］

20) Li B, Wang Y, Ye Z, et al. Effects of Canagliflozin on Fatty Liver Indexes in Patients with Type 2 Diabetes: A Meta-analysis of Randomized Controlled Trials. J Pharm Pharm Sci 2018; **21**: 222-235（メタ）

CQ 4-6

GLP-1 アナログ，DPP-4 阻害薬などのインクレチン関連薬は NAFLD/NASH に有用か？

推奨

● 糖尿病を有する NASH 患者において GLP-1 アナログ薬の投与が肝機能と肝組織を改善させるため投与を提案する．なお GLP-1 アナログ薬は NAFLD/NASH に対する保険適用はない．また，DPP-4 阻害薬の NAFLD/NASH に対する効果の報告は一定していない．

【推奨の強さ：**弱**（合意率 100％），エビデンスレベル：**C**】

解説

　近年，糖尿病治療薬としてインクレチン関連製剤が広く使用されているが，インクレチンは食物摂取後に小腸から分泌されてインスリン分泌を促進させるように働く消化管ホルモンの総称である．インクレチンには主に GIP（glucose-dependent insulinotropic polypeptide：グルコース依存性インスリン分泌刺激ポリペプチド）と GLP-1（glucagon-like peptide-1：グルカゴン様ペプチド-1）があり，膵臓の β 細胞からのインスリン分泌を促進させる．糖尿病の治療薬として，インクレチンの作用を増強させる GLP-1 受容体作動薬と GLP-1 を分解する酵素である dipeptidyl peptidase-4（DPP-4）の作用を抑制することで内因性の GLP-1 量を増加させる DPP-4 阻害薬がある．GLP-1 は胃などの上部消化管運動を抑制する作用があり，食物の胃排泄能を遅延させて満腹感を与えることにより，糖尿病患者において体重を減少させることが確認されており，NAFLD/NASH への治療応用が試みられている．

　GLP-1 アナログ薬に関しては，2008 年に GLP-1 アナログ薬であるエキセナチドを投与した糖尿病患者のデータを retrospective に解析して，エキセナチドが肝障害を有する糖尿病患者の血液生化学検査を改善することを見出し[1]，2010 年に 8 例の肝生検にて NAFLD と診断された糖尿病患者にエキセナチドを投与したケースシリーズスタディが公表されたが，AST の改善のみで肝組織での改善はみられなかった[2]．2012 年には他の GLP-1 アナログ薬であるリラグルチドを投与した糖尿病合併 NAFLD 患者のデータを retrospective に解析し，リラグルチド投与によって血液生化学検査が改善されることが報告された[3]．また，日本からリラグルチドによる prospective オープンラベルスタディが公表されて，NAFLD 患者におけるリラグルチドによる血液生化学検査での改善が確認された[4]．さらにエキセナチドに対するオープンラベル RCT が 2 編と[5,6]，リラグルチドに対する二重盲検 RCT が 1 編公表になり[7]，それぞれ血液生化学的な有用性を示したが，リラグルチドは肝組織検査でも有用性を示すことができ，現在リラグルチドによるグローバル臨床治験が進行中である．また，GLP-1 アナログ薬の NAFLD に対するメタアナリシスも公表されており，血液生化学検査での改善は示されたが，肝組織に関する検討はデータが不十分で明らかな結論にいたっていない[8]．

　一方，DPP-4 阻害薬ではシタグリプチンを中心にパイロットスタディ，ケースコントロール研究，RCT，メタアナリシスと種々の検討がなされているが，結果がまちまちであり一定の結

論に達していない[9~15].

　したがって現時点では GLP-1 アナログ薬が NAFLD/NASH の治療薬として有力であり，今後の大規模なグローバル治験の結果が待たれるところである.

　なお GLP-1 アナログ薬は本邦では現在のところ注射製剤しかないが，経口薬の治験が進行中で近い将来に経口薬で GLP-1 アナログ薬を使用できる可能性がある.

▋文献▋

1) Klonoff DC, Buse JB, Nielsen LL, et al. Exenatide effects on diabetes, obesity, cardiovascular risk factors andhepatic biomarkers in patients with type 2 diabetes treated for at least 3 years. Curr Med Res Opin 2008; **24**: 275-286（コホート）

2) Kenny PR, Brady DE, Torres DM, et al. Exenatide in the treatment of diabetic patients with non-alcoholic steatohepatitis: a case series. Am J Gastroenterol 2010; **105**: 2707-2709（コホート）

3) Ohki T, Isogawa A, Iwamoto M, et al. The effectiveness of liraglutide in nonalcoholic fatty liver disease patients with type 2 diabetes mellitus compared to sitagliptin and pioglitazone. Scientific World Journal 2012: 496453（コホート）

4) Eguchi Y, Kitajima Y, Hyogo H, et al; Japan Study Group for NAFLD (JSG-NAFLD). Pilot study of liraglutide effects in non-alcoholic steatohepatitis and non-alcoholic fatty liver disease with glucose intolerance in Japanese patients (LEAN-J). Hepatol Res 2015; **45**: 269-278（コホート）

5) Fan H, Pan Q, Xu Y, et al. Exenatide improves type 2 diabetes concomitant with non-alcoholic fatty liver disease. Arq Bras Endocrinol Metabo 2013; **57**: 702-708（ランダム）

6) Shao N, Kuang HY, Hao M, et al. Benefits of exenatide on obesity and non-alcoholic fatty liver disease with elevated liver enzymes in patients with type 2 diabetes. Diabetes Metab Res Rev 2014; **30**: 521-529（ランダム）

7) Armstrong MJ, Gaunt P, Aithal GP, et al; LEAN trial team, Abouda G, Aldersley MA, Stocken D, et al. Liraglutide safety and efficacy in patients with non-alcoholic steatohepatitis (LEAN): a multicentre, double-blind, randomised, placebo-controlled phase 2 study. Lancet 2016; **387** (10019): 679-690（ランダム）

8) Dong Y, Lv Q, Li S, et al. Efficacy and safety of glucagon-like peptide-1 receptor agonists in non-alcoholic fatty liver disease: A systematic review and meta-analysis. Clin Res Hepatol Gastroenterol 2017; **41**: 284-295（メタ）

9) Iwasaki T, Yoneda M, Inamori M, et al. Sitagliptin as a novel treatment agent for non-alcoholic Fatty liver disease patients with type 2 diabetes mellitus. Hepatogastroenterology 2011; **58**: 2103-2105（コホート）

10) Yilmaz Y, Yonal O, Deyneli O, et al. Effects of sitagliptin in diabetic patients with nonalcoholic steatohepatitis. Acta Gastroenterol Belg 2012; **75**: 240-244（コホート）

11) Arase Y, Kawamura Y, Seko Y, et al. Efficacy and safety in sitagliptin therapy for diabetes complicated by non-alcoholic fatty liver disease. Hepatol Res 2013; **43**: 1163-1168（コホート）

12) Fukuhara T, Hyogo H, Ochi H, et al. Efficacy and safety of sitagliptin for the treatment of nonalcoholic fatty liver disease with type 2 diabetes mellitus. Hepatogastroenterology 2014; **61**: 323-328（コホート）

13) Cui J, Philo L, Nguyen P, et al. Sitagliptin vs. placebo for non-alcoholic fatty liver disease: A randomized controlled trial. J Hepatol 2016; **65**: 369-376（ランダム）

14) Joy TR, McKenzie CA, Tirona RG, et al. Sitagliptin in patients with non-alcoholic steatohepatitis: A randomized, placebo-controlled trial. World J Gastroenterol 2017; **23**: 141-150（ランダム）

15) Carbone LJ, Angus PW, Yeomans ND. Incretin-based therapies for the treatment of non-alcoholic fatty liver disease: A systematic review and meta-analysis. J Gastroenterol Hepatol 2016; **31**: 23-31（メタ）

CQ 4-7

ビタミン E は NAFLD/NASH に有用か？

推奨

● ビタミン E は NASH の血液生化学検査および肝組織像を改善させるため投与することを推奨する．なおビタミン E は NAFLD/NASH に対する保険適用はない．　　　　【推奨の強さ：**強**（合意率 100％），エビデンスレベル：**A**】

解説

　ビタミン E は，NASH に対するエネルギー産生に伴い産生が亢進するフリーラジカルによって，体内で増加する活性酸素を捕捉し，脂質，蛋白質の酸化を抑制する脂溶性スカベンジャーとして広く知られており，その効果を立証するために数多くの検証が報告されている．パイロットスタディとして米国の小児 NASH においてビタミン E が血液生化学検査改善効果有することが報告され[1]，本邦からは成人に対する検討がなされ，血液生化学検査のみならず肝組織も改善することが報告された．その後，種々の施設からケースコントロール研究としてビタミン E の NASH に対する効果が確認されていた[2]．2010 年にビタミン E，ピオグリタゾンとプラセボという 3 群間比較の多施設大規模 RCT が報告された．その結果，ビタミン E，ピオグリタゾンとも多くの組織学的スコアを改善した[3]．また，ビタミン E（400 IU／日）単独群 vs. ビタミン E（400 IU／日）とピオグリタゾン（30 mg／日）併用群，6 ヵ月投与における検討では，ビタミン E 単独群は肝脂肪化を有意に改善し，ピオグリタゾン併用群では肝脂肪化，風船様変性，Mallory 体，細胞周囲線維化を改善し，糖取り込み能の改善，血清 FFA とインスリンの低下を認めた[4]．さらに UDCA との併用でビタミン E の効果を比較検討したスタディでは，UDCA ＋ビタミン E では細胞保護作用に加えて代謝改善効果が期待できると結論づけている[5]．その一方で抗酸化薬サプリメントの投与は AST を有意に改善したが，ALT には影響しなかったとするメタアナリシスの報告や[6]，小児 NAFLD を対象に組織学的変化を検討したはじめての RCT である TONIC 試験の結果ではビタミン E 群 vs. プラセボ群で ALT 改善に関し有意差が得られなかったとする報告もある[7]．さらに 2015 年に発表されたメタアナリシスでは，ビタミン E の NAFLD/NASH に対する有用性が血液生化学および組織学的に確認されており[8]，さらに最近の propensity score をマッチしたコホート研究や UDCA を対象とした RCT においてもビタミン E の NAFLD に対する効果が確認されている[9,10]．今後長期の有用性，安全性の検証が必要と考えられる．さらにビタミン E の過剰投与は出血傾向をきたす危険性があり，厚生労働省の食事摂取基準では健常男性成人において 800 mg／日に定められている．また，冠動脈疾患を対象とした介入試験では長期のビタミン E 投与がかえって死亡率を増加させたという報告もあり注意が必要である[11,12]．

文献

1) Lavine JE. Vitamine E treatment of nonalcoholic steatohepatitis in children: a pilot study. J Pediatrics 2000; **136**: 734-738（コホート）
2) Hasegawa T, Yoneda M, Nakamura K, et al. Plasma transforming growth factor-β1 level and efficacy of

α -tocopherol in patients with non-alcoholic steatohepatitis: a pilot study. Aliment Pharmacol Ther 2001; **15**: 1667-1672 (コホート)

3) Sanyal AJ, Chalasani N, Kowdley KV, et al. Pioglitazone, vitamin E, or placebo for nonalcoholic steatohepatitis. N Engl J Med 2010; **362**: 1675-1685 (ランダム)

4) Sanyal AJ, Mofrad PS, Contos MJ, et al. A pilot study of vitamin E versus vitamin E and pioglitazone for the treatment of nonalcoholic steatohepatitis. Clin Gastroenterol Hepatol 2004; **2**: 1107-1115 (ランダム)

5) Balmer ML, Siegrist K, Zimmermann A, et al. Effects of ursodeoxycholic acid in combination with vitamin E on adipokines and apoptosis in patients with nonalcoholic steatohepatitis. Liver Int 2009; **29**: 1184-1188 (ランダム)

6) Lirussi F, Azzalini L, Orando S, et al. Antioxidant supplements for non-alcoholic fatty liver disease and/or steatohepatitis. Cochrane Database Syst Rev 2007; (1): CD004996 (メタ)

7) Lavine JE, Schwimmer JB, Van Natta ML, et al. Effect of vitamin E or metformin for treatment of nonalcoholic fatty liver disease in children and adolescents: the TONIC randomized controlled trial. JAMA 2011; **305**: 1659-1668 (ランダム)

8) Sato K, Gosho M, Yamamoto T, et al. Vitamin E has a beneficial efficacy on nonalcoholic fatty liver disease: a meta-analysis of randomized controlled trials. Nutrition 2015; **3**: 923-930 (メタ)

9) Kim GH, Chung JW, Lee JH, et al. Effect of vitamin E in nonalcoholic fatty liver disease with metabolic syndrome: A propensity score-matched cohort study. Clin Mol Hepatol 2015; **21**: 379-386 (コホート)

10) Parikh P, Ingle M, Patel J, et al. An open-label randomized control study to compare the efficacy of vitamin E versus ursodeoxycholic acid in nondiabetic and noncirrhotic Indian NAFLD patients. Saudi J Gastroenterol 2016; **22**: 192-197 (ランダム)

11) Lonn E, Bosch J, Yusuf S, et al. Effects of long-term vitamin E supplementation on cardiovascular events and cancer: a randomized controlled trial. JAMA 2005: **293**: 1338-1347 (ランダム)

12) Saremi A, Arora R. Vitamin E and cardiovascular disease. Am J Ther 2010; **17**: e56-e65

CQ 4-8

脂質異常症改善薬は NAFLD/NASH に有用か？

推奨

●脂質異常症を有する NAFLD/NASH 患者において HMG-CoA 還元酵素阻害薬の投与がアミノトランスフェラーゼを改善させるため投与することを提案する．しかし，肝線維化改善について一定の見解は得られていない．また，エゼチミブの NAFLD/NASH に対する効果に関しては一定の結論にいたっておらず，その他の脂質異常症改善薬の NAFLD/NASH に対する検討は不十分である．

【推奨の強さ：**弱**（合意率 92%），エビデンスレベル：**C**】

解説

　HMG-CoA 還元酵素阻害薬が血清脂質および肝機能を改善することは多くの論文で共通しているが，これらの論文はパイロットスタディであり，NAFLD の診断も CT，超音波などの画像診断によるものが多く，治療前および治療後の肝組織学的改善を確認した論文は少ない．RCT は 3 報[1~3]あるが，ひとつは肝機能検査，血清脂質，脂質過酸化マーカーの改善をエンドポイントとしており組織学的改善は確認されておらず[1]，ひとつは抗酸化薬との併用であり[2]，残るひとつはオープンラベル RCT であっても各群とも同時に降圧薬やインスリン抵抗改善薬が投与されているため HMG-CoA 還元酵素阻害薬の効果を正確に評価することができない[3]．組織学的に NASH が改善したという報告[4,5]もされているが，少数例のパイロットスタディのためエビデンスレベルが高いとはいえず，スタチン投与が肝脂肪化の組織学的変化に影響を及ぼさなかったという後ろ向きコホートもあり，HMG-CoA 還元酵素阻害薬が NAFLD/NASH の肝組織を改善させるかどうかは不確定である．また，組織学的に診断された NASH のうちアトルバスタチン治療後に肝生検を施行した 17 例中 13 例で NAS が改善したが 4 例が悪化したという報告[5]もあるが，2015 年の大規模なコホート研究で HMG-CoA 還元酵素阻害薬が NASH 患者の肝機能検査と肝組織を改善させたと報告されている[6,7]．したがって，NAFLD/NASH における脂質異常症に対しては，HMG-CoA 還元酵素阻害薬を投与することが提案される．ただし，本薬剤は肝障害またはその既往歴のある患者に対しては慎重投与となっている．

　また，脂質異常症患者に処方されるエゼチミブの NAFLD/NASH に対する効果の報告が当初になされた[8~10]．2014 年と 2015 年に RCT が公表されて，Takeshita らは血液生化学検査に変化はないがエゼチミブ投与によって肝線維化が改善することを示しているが[11]，一方 Loomba らは血液生化学検査，肝組織ともに改善しないと報告しており[12]，一定の結論にいたっていない．

文献

1) Samy W, Hassanian MA. Paraoxonase-1 activity, malondialdehyde and glutathione peroxidase in non-alcoholic fatty liver disease and the effect of atorvastatin. Arab J Gastroenterol 2011; **12**: 80-85（ランダム）
2) Foster T, Budoff MJ, Saab S, et al. Atorvastatin and antioxidants for the treatment of nonalcoholic fatty liver disease: The St Francis Heart Study randomized clinical trial. Am J Gastroenterol 2011; **106**: 71-77（ラ

ンダム）

3) Athyros VG, Mikhailidis DP, Didangelos TP, et al. Effect of multifactorial treatment on non-alcoholic fatty liver disease in metabolic syndrome: a randomized study. Curr Med Res Opin 2006; **22**: 873-883 （ランダム）

4) Ekstedt M, Franzen LE, Mathiesen UL, et al. Statins in non-alcoholic fatty liver disease and chronically elevated liver enzymes: a histopathological follow-up study. J Hepatol 2007; **47**: 135-141 （コホート）

5) Hyogo H, Tazuma S, Arihiro K, et al. Efficacy of atorvastatin for the treatment of nonalcoholic steatohepatitis with dyslipidemia. Metabolism 2008; **57**: 1711-1718 （コホート）

6) Dongiovanni P, Petta S, Mannisto V, et al. Statin use and non-alcoholic steatohepatitis in at risk individuals. J Hepatol 2015; **63**: 705-712 （コホート）

7) Kargiotis K, Athyros VG, Giouleme O, et al. Resolution of non-alcoholic steatohepatitis by rosuvastatin monotherapy in patients with metabolic syndrome. World J Gastroenterol 2015; **21**: 7860-7868 （コホート）

8) Park H, Hasegawa G, Shima T, et al. The fatty acid composition of plasma cholesteryl esters and estimated desaturase activities in patients with nonalcoholic fatty liver disease and the effect of long-term ezetimibe therapy on these levels. Clin Chim Acta 2010; **411**: 1735-1740 （ランダム）

9) Yoneda M, Fujita K, Nozaki Y, et al. Efficacy of ezetimibe for the treatment of non-alcoholic steatohepatitis: An open-label, pilot study. Hepatology Research 2010; **40**: 566-573 （コホート）

10) Enjoji M, Machida K, Kohjima M, et al. NPC1L1 inhibitor ezetimibe is a reliable therapeutic agent for non-obese patients with nonalcoholic fatty liver disease. Lipids Health Dis 2010; **9**: 29 （コホート）

11) Takeshita Y, Takamura T, Honda M, et al. The effects of ezetimibe on non-alcoholic fatty liver disease and glucose metabolism: a randomised controlled trial. Diabetologia 2014; **57**: 878-890 （ランダム）

12) Loomba R, Sirlin CB, Ang B, et al. Ezetimibe for the Treatment of Nonalcoholic Steatohepatitis: Assessment by Novel MagneticResonance Imaging and Magnetic Resonance Elastography in a Randomized Trial (MOZART Trial). Hepatology 2016; **61**: 1239-1250 （ランダム）

CQ 4-9

アンジオテンシン変換酵素（ACE）阻害薬やアンジオテンシンⅡ受容体拮抗薬（ARB）は NAFLD/NASH に有用か？

推奨

● 高血圧症を有する NAFLD/NASH 患者においてアンジオテンシン変換酵素（ACE）阻害薬またはアンジオテンシンⅡ受容体拮抗薬（ARB）の投与が血液生化学検査と肝組織を改善させるため投与を提案する.

【推奨の強さ：弱（合意率 100%），エビデンスレベル：C】

解説

　NASH 発症のおける肝星細胞を介した炎症，線維化の進展は多くの基礎実験や臨床データで確認されている．肝星細胞にはアンジオテンシンⅡの受容体があり，そこにアンジオテンシンが結合することで星細胞が活性化することが知られている．したがってアンジオテンシンⅡ受容体拮抗薬（ARB）を NASH 患者に投与することで肝臓の炎症および線維化を抑制できることが期待できる．2004 年に ARB のひとつであるロサルタン 50 mg/日投与が軽度高血圧を合併した NASH 患者 7 人において血液生化学検査および肝組織の炎症と線維化を改善したとするパイロットスタディが報告された[1,2]．その後，ARB の NASH に対する効果は動物実験で詳細に検討されてきた．2008 年に NAFLD 患者に対してオルメサルタンとテルミサルタンをクロスオーバーさせて投与するパイロットスタディが公表されて，どちらの ARB も血清 ALT 血を改善させたがテルミサルタンのほうがより改善効果が強かったことを示している[3]．2009 年にテルミサルタンおよびバルサルタンによる RCT が公表されて，ARB が高血圧症を有する NASH 患者に対して効果を有することが示されたが，高血圧症合併の NASH 患者を対象としているためにコントロール群としてプラセボ投与群が設定されていないという制限があるうえに，長期間の観察研究はなく，肝硬変への進展，肝癌の発症，肝不全の発症といった致死的なイベントに対する効果は不明である[4]．さらに 2011 年と 2016 年にそれぞれロサルタンとテルミサルタンによる RCT が報告されており，それぞれの薬剤の投与により血液生化学検査だけではなく肝組織も改善することが示された[5,6]．また，アンジオテンシン変換酵素（ACE）阻害薬であるエナラプリルを対象とした横断研究ではエナラプリル投与患者において NASH の肝線維化が抑制されていることが示され[7]，さらに大規模な横断研究が 2014 年，2016 年に公表されて，ARB か ACE 阻害薬を投与されている NASH 患者の肝線維化が抑制されていることが明らかにされた[8,9]．

　NASH 患者の高血圧合併は 70% 程にのぼり，ARB そのものが一般的に使用される安全性の確認された降圧薬であるので，高血圧症を有する NASH 患者においては ARB，ACE 阻害薬の投与が望ましいと考えられる．

文献

1) Yokohama S, Yoneda M, Haneda M, et al. Therapeutic efficacy of an angiotensin Ⅱ receptor antagonist in patients with nonalcoholic steatohepatitis. Hapatology 2004; **40**: 1222-1225（コホート）

2) Yokohama S, Tokusashi Y, Nakamura K, et al. Inhibitory effect of angiotensin II receptor antagonist on hepatic stellate cell activation in non-alcoholic steatohepatitis. World J Gastroenterol 2006; **12**: 322-326 (コホート)

3) Enjoji M, Kotoh K, Kato M, et al. Therapeutic effect of ARBs on insulin resistance and liver injury in patients with NAFLD and chronic hepatitis C: a pilot study. Int J Mol Med 2008; **22**: 521-527 (コホート)

4) Georgescu EF, Ionescu R, Niculescu M, et al. Angiotensin-receptor blockers as therapy for mild-to-moderate hypertension-associated non-alcoholic steatohepatitis. World J Gastroenterol 2009; **15**: 942-954 (ランダム)

5) Torres DM, Jones FJ, Shaw JC, et al. Rosiglitazone versus rosiglitazone and metformin versus rosiglitazone and losartan in the treatment of nonalcoholic steatohepatitis in humans: a 12-month randomized, prospective, open- label trial. Hepatology 2011; **54**: 1631-1639 (ランダム)

6) Alam S, Kabir J, Mustafa G, et al. Effect of telmisartan on histological activity and fibrosis of non-alcoholic steatohepatitis: A 1-year randomized control trial. Saudi J Gastroenterol 2016; **22**: 69-76 (ランダム)

7) Sookoian S, Gianotti TF, Rosselli MS, et al. Liver transcriptional profile of atherosclerosis-related genes in human nonalcoholic fatty liver disease. Atherosclerosis 2011; **218**: 378-385 (横断)

8) Goh GB, Pagadala MR, Dasarathy J, et al. Renin-angiotensin system and fibrosis in non-alcoholic fatty liver disease. Liver Int 2014; **35**: 979-985 (横断)

9) Pelusi S, Petta S, Rosso C, et al. Renin-Angiotensin System Inhibitors, Type 2 Diabetes and Fibrosis Progression: An Observational Study in Patients with Nonalcoholic Fatty Liver Disease. PLoS One 2016; **11**: e0163069 (横断)

FRQ **4-1**

将来 NAFLD/NASH に有用性が期待できる薬剤は何か？

回 答

● NAFLD/NASH に対する特異的治療薬の開発が盛んに行われており，グローバルな臨床治験が進行中である．

■解説■

　今のところ NAFLD/NASH に対して特異的に効果を有する薬剤は臨床の場で使用することはできないが，2019 年 6 月時点で以下の多くの薬剤が開発されて第 II 相および第 III 相臨床治験が進行中である．

1．Obeticholic acid（OCA）

　核内胆汁酸受容体 farnesoid X receptor（FXR）のアゴニストである．FXR の活性化は胆汁酸代謝のみならず，糖脂質代謝，インスリン感受性の調節に関与している．米国における第 II 相試験（FLINT 試験）において OCA 25 mg/日の NASH 改善，肝線維化改善作用が報告され[1]，現在グローバル第 III 相治験（REGENERATE 試験）が進行中である．国内第 II 相治験では OCA 40 mg/日群でプラセボ群に比して有意に組織学的改善を認めたが，肝線維化に関しては有意な改善なく，本邦および韓国での本薬剤の開発は断念された．

2．Elafibranor

　ペルオキシゾーム増殖因子活性化受容体（PPAR）α/δ 活性化剤の elafibranor は 120 mg/日の 1 年投与でプラセボに比して有意に NASH の組織および脂質・糖代謝マーカーを改善した（GOLDEN-505 試験）[2]．現在，EU 諸国を中心に 1,800 例のエントリーを目標とした第 III 相治験（RESOLVE-IT）が進行中である．

3．Selonsertib（SEL）

　apoptosis signaling kinase 1（ASK1）は酸化ストレスにより活性化され，p38/JNK 経路のイニシエーターとなる．P38，JNK は肝細胞のアポトーシス，Kupffer 細胞や肝細胞の活性化を媒介するが，ASK1 阻害薬である SEL はステージ 2/3 の NASH を対象とした第 II 相試験において，肝線維化改善作用が示され[3]，さらに SEL は患者報告アウトカム（patient reported outcome：PRO）も有意に改善した[4]．肝線維化ステージ 3/4 の NASH 例を対象としたグローバル第 III 相治験（STELLAR3/4）が進行中であったが，2019 年 2 月に STELLAR4，4 月に STELLAR3 の中間解析結果が公表され，どちらも有用性が認められず治験は中止となった．（論文検索期間外の情報）

4．Cenciviroc（CVC）

　NASH では CCL2（MCP1）および CCL5（RANTES）を含む炎症性ケモカインが過剰に発現し

ており，C-C ケモカイン受容体 2 型および 5 型（CCR2/CCR5）の拮抗薬である CVC の有用性が期待されている．CVC は第Ⅱb 相試験（CENTAUR study）において，20%に肝線維化の改善を認め，プラセボの 10%に比して有意であった[5]．肝線維化ステージ 2,3 の NASH を対象とした第Ⅲ相治験（AURORA 試験）が開始されている．

5. FGF（fibroblast growth factor）-21

FGF-21 は 181 のアミノ酸からなるペプチド蛋白で，体重減少，脂質レベルの改善，インスリン抵抗性の改善作用が知られていた．2017 年の欧州肝臓病学会で第Ⅱ相試験結果が発表され，16 週間の FGF-21 投与は，肝機能に加えて，脂質異常症や MRI での肝脂肪化や肝線維化を改善した（NCT02413372）．週 1 回の投与可能なペグ化された FGF21 は副作用も軽度の消化器症状のみであり，肝線維化高度（ステージ 3,4）の NASH を対象にグローバル第Ⅲ相治験が計画されている．

6. Aramchol

Aramchol は脂肪酸-胆汁酸複合体でもともと胆石溶解剤として開発されていたが，イスラエルの 60 例の NAFLD 患者に対する第Ⅱ相試験において，aramchol 300 mg/日を 3 ヵ月投与したところ，肝脂肪化改善作用（平均で 12.57%の脂肪化減少）を認めた[6]．現在 248 例に対する第Ⅱb 相試験（ARREST 試験）が終了し，近く結果が報告される見込みである．

7. ACC (acetyl-CoA carboxylase) 阻害薬 (GS-0976)

ACC 阻害薬は β 酸化によって肝内の脂肪酸を低下させるが，ACC 阻害薬 20 mg/日の投与でプラセボに比して有意に肝脂肪化を低下させ，MR エラストグラフィや FibroScan などの画像検査による肝硬度ではプラセボと差がなく，肝線維化マーカーの TIMP-1 が有意に低下した．

8. FGF-19 (NGM-282)

FGF-21 と同様のペプチドホルモンで，組織学的に診断された NASH 140 例に対して第Ⅱ相試験が進行中である（NCT02443116）．

9. Pemafibrate

脂質異常症に用いられるフィブラート系薬剤の NASH への有用性は明らかでないが，高中性脂肪血症の治療薬として国内で認可された選択的 PPARα モジュレーター（SPPARMα）である Pemafibrate は国内治験のサブ解析では肝機能改善効果を認めており[7]，NAFLD に対する第Ⅱ相開発治験が開始されている．

10. Emricasan

Emricasan（ID-6556）はアポトーシスを誘導するカスパーゼ阻害薬で，NASH 動物モデルで炎症および線維化を抑制することが示され，NASH 線維化例に対する第Ⅱb 相試験として ENO-CORE-NF 試験（NCT02686762）はすでにエントリーが終了し，NASH 肝硬変に対する ENCORE-LF 試験，ENCORE-PH 試験（NCT02960204）が進行中であったが，2019 年 6 月に中間解析結果が公表されて有用性が認められず治験は中止となった．（Press 発表，論文検索期間外の情報）

11. Toll-like receptor 4 (TLR4) 拮抗薬 (JKB-21)

　腸管での透過性亢進や，小腸内細菌異常増殖などによってNASHでは高エンドトキシン血症をきたし，Kupffer細胞や星細胞のTLR4シグナルを活性化し，肝線維化進展につながることが示唆されている．現在，TLR4拮抗薬の第Ⅱ相試験が進んでいる（NCT02442687）．

12. Solithromycin

　Solithromycinは新世代のマクロライド系抗生物質であり，Solithromycinを6例のNASH患者に90日間投与した結果，平均で組織学的にNASが1.3ポイント，ALT値が17.8 IU/L低下した（NCT02510599）．

13. 非ステロイド系ミネラルコルチコイド受容体拮抗薬 (MT3995)

　非ステロイド系ミネラルコルチコイド受容体拮抗薬であるMT3995は糖尿病性腎症に対する試験と同時に，現在国内で40例のNASHに対して第Ⅱ相試験が進行中である（NCT02923154）．

14. SSAO/VAP-1 阻害薬 (BI 1467335)

　セミカルバジド感受性アミンオキシダーゼ（Semicarbazide-sensitive amine oxidase：SSAO）は血管接着蛋白質-1（Vascular adhesion protein-1：VAP-1）とも称され，同一の構造を有し，VAP-1/SSAOとも記載される．SSAO/VAP-1は，2つの生理学的活性を有する．1つ目は生体内のアミンを解毒するアミンオキシダーゼ活性であり，2つ目は白血球との接着分子を示す細胞接着活性であり，これら2つの活性はいずれも炎症プロセスと関連している．NASH患者に対する12週投与による安全性プロファイルを検証する第Ⅱa相試験が行われている（NCT03166735）．

15. IMM-124e

　ウシ初乳の抽出物で制御性T細胞誘導性を有するIMM-124eは第Ⅱ相試験において肝生検で診断した133例のNASHをエントリーし，28週のIMM-24e投与にてAST，ALTは改善傾向も，プラセボと比べて有意差がなかったと報告された．

16. Galectin3 阻害薬 (GR-MD-02)

　Galectin3はレクチンファミリーに属する糖結合蛋白質で活性化マクロファージや線維芽細胞にも存在し，肝線維化促進的に作用する．Galectin3阻害薬は肝星細胞の活性化を抑制して肝線維化を改善することが示された．ヒトでは安全性確認検証試験（第Ⅱa相試験）で問題がないことが実証され[8]，162例のNASH肝硬変を対象に第Ⅱb相試験が行われ（NASH-CX試験，NCT02462967），門脈圧亢進の改善をアウトカムとするとプラセボ群が15%に比してGR-MD-02群では44%が改善し，組織学的にも肝細胞の風船様変性を改善した．

17. 熱ショック蛋白 (heat shock protein：HSP) 47 阻害 (ND-LO2-s0201)

　HSP47はコラーゲンの生合成や分泌にかかわる分子シャペロンで，HSP47阻害によって肝線維化を改善することが期待されている．現在HSP47に対するsiRNAを用いた治療薬の開発が進行中である．siRNAをビタミンAと結合したリポソーム製剤で，肝星細胞がビタミンAを取り込む特徴を利用して選択的に肝星細胞に取り込まれる機序を利用する．肝線維化のみなら

ず，全身の線維症の治療薬としての開発が進行している．

文献

1) Neuschwander-Tetri BA, Loomba R, Sanyal AJ, et al. Farnesoid X nuclear receptor ligand obeticholic acid for non-cirrhotic, non-alcoholic steatohepatitis (FLINT): a multicentre, randomised, placebo-controlled trial. Lancet 2015; **385**: 956-965（ランダム）

2) Ratziu V, Harrison SA, Francque S, et al. Elafibranor, an Agonist of the Peroxisome Proliferator-Activated Receptor-α and -δ, Induces Resolution of Nonalcoholic Steatohepatitis Without Fibrosis Worsening. Gastroenterology 2016; **150**: 1147-1159（ランダム）

3) Loomba R, Lawitz E, Mantry PS, et al; GS-US-384-1497 Investigators. The ASK1 inhibitor selonsertib in patients with nonalcoholic steatohepatitis: A randomized, phase 2 trial. Hepatology 2018; **67**: 549-559（ランダム）

4) Younossi ZM, Stepanova M, Lawitz E, et al. Improvement of Hepatic Fibrosis and Patient-Reported Outcomes in Non-Alcoholic Steatohepatitis Treated with Selonsertib. Liver Int 2018; **38**: 1849-1859（ランダム）

5) Friedman SL, Ratziu V, Harrison SA, et al. A Randomized, Placebo-Controlled Trial of Cenicriviroc for Treatment of Nonalcoholic Steatohepatitis with Fibrosis. Hepatology 2018; **67**: 1754-1767（ランダム）

6) Safadi R, Konikoff FM, Mahamid M, et al; FLORA Group. The fatty acid-bile acid conjugate Aramchol reduces liver fat content in patients with nonalcoholic fatty liver disease. Clin Gastroenterol Hepatol 2014; **12**: 2085-2091（ランダム）

7) Ishibashi S, Yamashita S, Arai H, et al; K-877-04 Study Group. Effects of K-877, a novel selective PPARα modulator (SPPARMα), in dyslipidaemic patients: A randomized, double blind, active- and placebo-controlled, phase 2 trial. Atherosclerosis 2016; **249**: 36-43（ランダム）

8) Harrison SA, Marri SR, Chalasani N, et al. Randomised clinical study: GR-MD-02, a galectin-3 inhibitor, vs. placebo in patients having non-alcoholic steatohepatitis with advanced fibrosis. Aliment Pharmacol Ther 2016; **44**: 1183-1198（ランダム）

BQ 4-3

減量手術は高度肥満の NAFLD/NASH に有用か？

回答

● 高度肥満の NASH 患者において減量手術は肝脂肪化および炎症の改善に有用である.

解説

高度肥満合併 NASH に対する減量手術の効果は臨床研究において示唆されており，減量による NASH に対する効果は十分に期待されるところである．これまでに胃バイパス術（gastric bypass surgery）が NASH/NAFLD におよぼす効果について数多く検討されているが，メタアナリシスでは減量手術に伴い，肝脂肪化，肝炎症，肝線維化が改善していると報告されている.

多くの減量手術は Roux-en-Y による胃バイパス術によって行われている．2004 年に発表された報告によると，36 名の肥満合併 NASH 患者に対して減量手術を行った結果，平均 34kg の減量に伴い肝脂肪化，肝壊死炎症および肝線維化が軽減していた[1]．2006 年の報告では 35 名の肥満合併 NASH に対して減量手術を行い，平均 52kg の減量を伴って，肝脂肪化，肝細胞の風船様膨化，肝小葉の炎症，門脈域の線維化が有意に改善していたとされている[2]．1998 年から 2007 年の間に減量手術前後に肝生検がなされている NASH 患者に対する減量手術の影響を検討したメタアナリシスによると，434 例の NAFLD に対して減量手術で肝脂肪化が 91.6%，肝炎症が 81.3%，肝線維化も 65.5% が改善していることが示されている[3]．2014 年には胃バイパス術（Roux-en-Y gastric bypass）と胃緊縛術（gastric banding）の NAFLD/NASH に対する効果の検討がなされており，どちらの手術とも NAFLD/NASH に対して有用であるが，胃バイパス術のほうがより有用であることが示されている．さらに 2015 年にも減量手術を施行した NASH 患者の 85% において肝組織が改善したことが報告されている[4,5]．なお，平成 28 年度診療報酬改訂に伴い，腹腔鏡下スリーブ状胃切除術が保険診療として受けられるようになったが，保険診療で本手術を行う際の適応基準は，①6 ヵ月以上の内科的治療が行われているにもかかわらず，BMI 35 kg/m² 以上であること，②糖尿病，高血圧，脂質異常症，睡眠時無呼吸症候群のうち 1 つ以上を有していることと定められている.

減量手術の影響を検討するうえで，盲検ができないことが問題であるが，減量によって，明らかに NASH 患者における肝組織病変が改善するが，日本では高度肥満の NAFLD/NASH に対する減量術式が確立されておらず，日本における減量手術の推奨度は判定できない.

また，肝予備能が低下している肝硬変症患者に対しては減量手術を行うことはできない.

文献

1) Dixon JB, Bhathal PS, Hughes NR, et al. Nonalcoholic fatty liver disease: Improvement in liver histological analysis with weight loss. Hepatology 2004; **39**: 1647-1654（ケースコントロール）
2) Barker KB, Palekar NA, Bowers SP, et al. Non-alcoholic steatohepatitis: effect of Roux-en-Y gastric bypass surgery. Am J Gastroenterol 2006; **101**: 368-373（ケースコントロール）
3) Mummadi RR, Kasturi KS, Chennareddygari S, et al. Effect of bariatric surgery on nonalcoholic fatty liver

disease: systematic review and meta-analysis. Clin Gastroenterol Hepatol 2008; **6**: 1396-1402（メタ）

4) Caiazzo R, Lassailly G, Leteurtre E, et al. Roux- en- Y gastric bypass versus adjustable gastric banding to reduce nonalcoholic fatty liver disease: a 5- year controlled longitudinal study. Ann Surg 2014; **260**: 893-898（ケースコントロール）

5) Lassailly G, Caiazzo R, Buob D, et al. Bariatric Surgery Reduces Features of Nonalcoholic Steatohepatitis in Morbidly Obese Patients. Gastroenterology 2015; **149**: 379-388（ケースコントロール）

BQ 4-4

NASH 進展肝不全に肝移植は有用か？

回答

● NASH 進展肝不全に対する肝移植後の生存率は他の肝疾患の肝移植後と有意差がなく有用である．

解説

　肝移植に関しては倫理的に RCT の施行は不可能という限界があるため，すべての論文がコホート研究である．コホート研究であっても，Charlton ら[1] や Yalamanchili ら[2] のように症例数が多くて移植前の組織学的診断があり，適格例の基準が明確なうえに移植後の観察も適切である質の高い報告もある．

　肝移植後の NAFLD 再発については，時間依存性な NAFLD の再発を高率に認めており，肝移植 5 年後に 30〜40％程度が再発するとの報告が多い．肝移植後のグラフト生存率は他の原疾患と同等という報告が多いが，移植後拒絶反応に関しては NASH 群で多いという報告と他の肝疾患群との差はないという報告がある．肝移植後に NASH および肝硬変へ急激に進展するという報告は乏しく，5 年後の NASH 進展率は 4％という報告[2] もある．

　肝移植後の生存率は，他の肝疾患症例と有意差はないという結論でどの研究も一致していた[1〜6]．死因として心血管疾患による死亡率には有意差はなかったという論文[3] が多いが，肝移植後の生存率に有意に相関する因子は心血管疾患のみであったとの報告[4] もある．また，糖尿病と高血圧がともに合併例は予後不良と報告[5] されている．長期の生存率はいまだエビデンスが乏しいが，小児 NASH 肝移植患者の長期観察をした研究[6] では，非代償性肝硬変に進展して再肝移植を施行した症例もあり，性と年齢をマッチさせた一般米国人に比して有意に短く，小児 NAFLD の予後は不良であるとの結論が示されている．さらに 2014 年に発表されたメタアナリシスでは，NASH 患者に対する肝移植後 1，3，5 年の生存率が他疾患による肝移植後と差のないことが確認されている[7]．

　したがって，倫理的理由でコホート研究しかエビデンスはないものの，NASH 進展肝不全に対しては，肝移植は有用であるといえる．

文献

1) Charlton MR, Burns JM, Pedersen RA, et al. Frequency and outcomes of liver transplantation for nonalcoholic steatohepatitis in the United States. Gastroenterology 2011; **141**: 1249-1253（コホート）

2) Yalamanchili K, Saadeh S, Klintmalm GB, et al. Nonalcoholic fatty liver disease after liver transplantation for cryptogenic cirrhosis or nonalcoholic fatty liver disease. Liver Transplant 2010; **16**: 431-439（コホート）

3) Bhagat V, Mindikoglu AL, Nudo CG, et al. Outcomes of liver transplantation in patients with cirrhosis due to nonalcoholic steatohepatitis versus patients with cirrhosis due to alcoholic liver disease. Liver Transplant 2009; **15**: 1814-1820（コホート）

4) Dureja P, Mellinger J, Agni R, et al. NAFLD recurrence in liver transplant recipients. Transplantation 2011; **91**: 684-689（コホート）

5) Malik SM, de Vera ME, Fontes P, et al. Outcome after liver transplantation for NASH cirrhosis. Am J Transplant 2009; **9**: 782-793（コホート）

第4章　治療

6) Feldstein AE, Charatcharoenwitthaya P, Treeprasertsuk S, et al. The natural history of non-alcoholic fatty liver disease in children: a follow-up study for up to 20 years. Gut 2009; **58**: 1538-1544（コホート）

7) Wang X, Li J, Riaz DR, et al. Outcomes of liver transplantation for nonalcoholic steatohepatitis: a systematic review and meta- analysis. Clin Gastroenterol Hepatol 2014; **12**: 394-402（メタ）

CQ 4-10

少量から中等度のアルコール摂取は NAFLD/NASH の病態へ影響するか？

推奨

- 少量飲酒の影響は患者個人によって異なり，一定の見解が得られていない．
【推奨の強さ：**なし**（合意率 100%），エビデンスレベル：**C**】

解説

　少量のアルコール摂取は心血管病発症を抑制するという報告[1]以降，少量のアルコール摂取（20〜30 g/日）は NAFLD 患者の肝障害進展を軽減するという報告がされてきた[2-4]．しかしながら，近年の報告ではアルコール代謝に関与する *ADH1B* 遺伝子多型をマッチさせると，軽度の飲酒が NAFLD 重症度を改善しないこと[5]，アルコール摂取量が NAFLD の基準内であっても肝障害の増悪因子であること[6]，NAFLD 患者では少量飲酒が心血管病発症のリスクを減らすことはない[7]という報告が近年相次ぎ，むしろ少量〜中等度の飲酒が NAFLD 病態を増悪させるデータが示されている．本邦でも，健診受診脂肪肝患者 9,956 名を平均 5.4 年観察した研究で，合計 49 名の肝発癌があり，エタノール換算 40 g/日以上の飲酒が肝発癌の独立危険因子であることが示された[8]．このように現時点では，アルコール少量摂取の影響は患者個人によって異なり，一定の見解が得られていない．

文献

1) King DE, Mainous AG 3rd, Geesey ME. Adopting moderate alcohol consumption in middle age: subsequent cardiovascular events. Am J Med 2008; **121**: 201-206（コホート）
2) Dunn W, Xu R, Schwimmer JB. Modest wine drinking and decreased prevalence of suspected nonalcoholic fatty liver disease. Hepatology 2008; **47**: 1947-1954（横断）
3) Dunn W, Sanyal AJ, Brunt EM, et al. Modest alcohol consumption is associated with decreased prevalence of steatohepatitis in patients with non-alcoholic fatty liver disease (NAFLD). J Hepatol 2012; **57**: 384-391（横断）
4) Sookoian S, Castaño GO, Pirola CJ. Modest alcohol consumption decreases the risk of non-alcoholic fatty liver disease: a meta-analysis of 43 175 individuals. Gut 2014; **63**: 530-532（メタ）
5) Sookoian S, Flichman D, Castaño GO, et al. Mendelian randomisation suggests no beneficial effect of moderate alcohol consumption on the severity of nonalcoholic fatty liver disease. Aliment Pharmacol Ther 2016; **44**: 1224-1234（ランダム）
6) Åberg F, Helenius-Hietala J, Puukka P, et al. Interaction between alcohol consumption and metabolic syndrome in predicting severe liver disease in the general population. Hepatology 2018; **67**: 2141-2149（コホート）
7) VanWagner LB, Ning H, Allen NB, et al. Alcohol Use and Cardiovascular Disease Risk in Patients With Nonalcoholic Fatty Liver Disease. Gastroenterology 2017; **153**: 1260-1272.e3（コホート）
8) Kawamura Y, Arase Y, Ikeda K, et al. Effects of Alcohol Consumption on Hepatocarcinogenesis in Japanese Patients With Fatty Liver Disease. Clin Gastroenterol Hepatol 2016; **14**: 597-605（コホート）

第4章 治療

瀉血は NAFLD/NASH に有用か？

推 奨

●血清フェリチン値は肝病態に関連している可能性がある．ただし瀉血が NAFLD/NASH の病態改善に有用かどうかは明らかではなく，行わないことを提案する． 【推奨の強さ：**弱**（合意率 100％），エビデンスレベル：**C**】

解説

NAFLD の約 30％において鉄過剰状態が起こっているとされる[1]．

血清フェリチン値は過剰な鉄負荷だけでなく，糖尿病やメタボリックシンドロームなどの肥満に関連した慢性炎症でも増加する．NAFLD においては全身性の炎症と鉄負荷がともに血清フェリチン値増加に寄与していることが予想される．血清フェリチン値と NAFLD/NASH との関連においては，肝における鉄沈着がない症例においてでも高度肝線維化や NAS スコアと関連しており[2,3]，さらに小規模の検討ではあるが，血清フェリチン高値が NAFLD における予後不良因子となるとの報告もある[4]．一方血清フェリチン値が肝内の鉄沈着を反映しないとの報告もある[5]．炎症性サイトカインや肝における鉄沈着により，体内の鉄のホメオスタシスをつかさどる hepcidin の発現は減少するが，肥満や糖尿病などのメタボリックシンドロームでは hepcidin の発現は増加するため，NAFLD/NASH で hepcidin がどのように変化するかはまだ定見はない．非肥満が多い本邦の NAFLD コホートにおいては血清フェリチンが病態をよく反映する可能性がある[6]．同様に HFE 遺伝子変異の NAFLD/NASH における意義についても意見が分かれている．

64 例の瀉血施行群を非施行群と比較したケースコントロール研究では，瀉血によりインスリン抵抗性が改善するとの報告がある[7]．一方，NAFLD の 74 例を対象とした RCT では，瀉血治療は肝の脂肪沈着，インスリン抵抗性，トランスアミナーゼを改善しなかった[8]．瀉血治療が NAFLD/NASH において有用かどうかは明らかでない．

文献

1) Nelson JE, Klintworth H, Kowdley KV. Iron metabolism in nonalcoholic fatty liver disease. Curr Gastroenterol Rep 2012; **14**: 8-16

2) Kowdley KV, Belt P, Wilson LA, et al. Serum ferritin is an independent predictor of histologic severity and advanced fibrosis in patients with nonalcoholic fatty liver disease. Hepatology 2012; **55**: 77-85（横断）

3) Fracanzani AL, Valenti L, Bugianesi E, et al. Risk of nonalcoholic steatohepatitis and fibrosis in patients with nonalcoholic fatty liver disease and low visceral adiposity. J Hepatol 2011; **54**: 1244-1249（横断）

4) Hagström H, Nasr P, Bottai M, et al. Elevated serum ferritin is associated with increased mortality in nonalcoholic fatty liver disease after 16 years of follow-up. Liver Int 2016; **36**: 1688-1695（コホート）

5) Bugianesi E, Manzini P, D'Antico S, et al. Relative contribution of iron burden, HFE mutations, and insulin resistance to fibrosis in nonalcoholic fatty liver. Hepatology 2004; **39**: 179-187

6) Sumida Y, Yoneda M, Hyogo H, et al. A simple clinical scoring system using ferritin, fasting insulin, and type IV collagen 7S for predicting steatohepatitis in nonalcoholic fatty liver disease. J Gastroenterol 2011; **46**: 257-268（横断）

7) Valenti L, Fracanzani AL, Dongiovanni P, et al. Iron depletion by phlebotomy improves insulin resistance in patients with nonalcoholic fatty liver disease and hyperferritinemia: evidence from a case-control study. Am J Gastroenterol 2007; **102**: 1251-1258（ケースコントロール）

8) Adams LA, Crawford DH, Stuart K, et al. The impact of phlebotomy in nonalcoholic fatty liver disease: a prospective, randomized, controlled trial. Hepatology 2015; **61**: 1555-1564（ランダム）

第4章　治療

NAFLD では一般集団に比較して全死亡率，肝関連死亡率，心血管イベントのリスクが増加するか？

回答

●NAFLD では全死亡率，肝関連死亡率，心血管イベントのリスクが増加する．

解説

　NAFLD では一般人口と比較して全死亡率，肝関連死亡率が増加することが多数報告されており，メタアナリシスでもこれらの死亡率が高いことが報告されている[1,2]．近年のメタアナリシスでは NAFLD における肝関連死亡率および全死亡率は 0.77 人/1,000 人・年，15.44 人/1,000 人・年であり，NASH における肝関連死亡率および全死亡率は 11.77 人/1,000 人・年，25.56 人/1,000 人・年としている[2]．また，心血管イベントのリスクが増加するという報告も多数なされており，メタアナリシスにおいても NAFLD では一般人口と比較して心血管イベントのリスクがオッズ比 1.64 と増加する[3]．これらの結果より NAFLD では全死亡率，肝関連死亡率，心血管イベントのリスクが増加すると考えられる．また，近年，肝線維化の進行に伴いこれらのリスクが増加することが報告されており[4~6]，肝線維化の評価がこれらのリスク評価に今後さらに重要になると考えられる．

文献

1) Musso G, Gambino R, Cassader M, et al. Meta-analysis: natural history of non-alcoholic fatty liver disease (NAFLD) and diagnostic accuracy of non-invasive tests for liver disease severity. Ann Med 2011; **43**: 617-649（メタ）

2) Younossi ZM, Koenig AB, Abdelatif D, et al. Global epidemiology of nonalcoholic fatty liver disease-Meta-analytic assessment of prevalence, incidence, and outcomes. Hepatology 2016; **64**: 73-84（メタ）

3) Targher G, Byrne CD, Lonardo A, et al. Non-alcoholic fatty liver disease and risk of incident cardiovascular disease: A meta-analysis. J Hepatol 2016; **65**: 589-600（メタ）

4) Angulo P, Kleiner DE, Dam-Larsen S, et al. Liver Fibrosis, but No Other Histologic Features, Is Associated With Long-term Outcomes of Patients With Nonalcoholic Fatty Liver Disease. Gastroenterology 2015; **149**: 389-397.e10（コホート）

5) Dulai PS, Singh S, Patel J, et al. Increased risk of mortality by fibrosis stage in nonalcoholic fatty liver disease: Systematic review and meta-analysis. Hepatology 2017; **65**: 1557-1565（メタ）

6) Hagstrom H, Nasr P, Ekstedt M, et al. Fibrosis stage but not NASH predicts mortality and time to development of severe liver disease in biopsy-proven NAFLD. J Hepatol 2017; **67**: 1265-1273（コホート）

CQ 5-1

NAFLD/NASH の follow up は，どのように行うのが適当か？

推奨

- 肝線維化の程度に応じて，肝硬変・肝癌などの肝関連疾患だけでなく心血管イベントや他臓器癌などの非肝関連疾患も考慮した follow up を行うことを推奨する．　　　　　　　　　【推奨の強さ：**強**（合意率 100％），エビデンスレベル：**C**】

解説

国民の約 30％が NAFLD/NASH に罹患していると考えられる現状[1] では，すべての NAFLD/NASH 症例を定期的に経過観察するのは効率的ではなく，follow up の対象を絞り込む必要がある[2]．

Vilar-Gomez らは，458 症例の NAFLD/NASH を対象とした研究で，F3 症例では 10 年生存率が 94％であるのに対し，F4 症例では Child スコア 5 点で 74％，同 6 点では 17％と，肝線維化進行例で予後が悪いことを報告している[3]．F3 では非肝関連死，F4 では肝関連死が高頻度と，肝線維化の程度で死因に違いはあるが[3]，NAFLD/NASH 症例の予後は肝線維化の程度によって規定されると考えられる[4]．

一般的に NAFLD の病態の進行は緩徐であるが，NASH では約 7 年で肝線維化が一段階進行し[5]，高齢者例や代謝性疾患（肥満・糖尿病・高脂血症など）を持つ症例では線維化はさらに早く進む[6]．また，他項で示されるように，NAFLD/NASH は，肝不全・肝癌などの肝関連疾患だけでなく心血管イベントや他臓器癌などの非肝関連疾患の背景因子でもあるため，follow up に際してはこれらも念頭に置く．

ただし，現在のところ NAFLD/NASH 症例に対する「適正な経過観察方法」で確立されたものはない．EASL のガイドラインでは，「単純脂肪肝症例もしくは線維化が軽度の群では 2 年に 1 回」，「肝線維化がある症例では年に 1 回」，「肝硬変にいたった症例では半年に 1 回」の「血液検査・併存疾患の評価・肝線維化の評価を含めたモニタリング」を推奨している[7]．AASLD のガイドラインには follow up 方法についての記載はない．

NAFLD/NASH は広い疾患スペクトラムを持つため，肝線維化の状態と代謝性疾患の併存状態を考慮して，肝関連疾患だけではなく心血管イベントや他臓器癌などの非肝関連疾患も考慮に入れて follow up のタイミングと方法を決めるべきであろう．これらを踏まえた NAFLD/NASH の follow up 法については，フローチャート（「脳・心血管疾患系リスクの絞り込みフローチャート」および「肝線維化進展例の絞り込みフローチャート」）の項も参照を．

文献

1) Younossi ZM, Koenig AB, Abdelatif D, et al. Global epidemiology of nonalcoholic fatty liver disease-Meta-analytic assessment of prevalence, incidence, and outcomes. Hepatology 2016; **64**: 73-84（メタ）

2) Newsome PN, Cramb R, Davison SM, et al. Guidelines on the management of abnormal liver blood tests. Gut 2018; **67**: 6-19（ガイドライン）

3) Vilar-Gomez E, Calzadilla-Bertot L, Wai-Sun Wong V, et al. Fibrosis Severity as a Determinant of Cause-

Specific Mortality in Patients With Advanced Nonalcoholic Fatty Liver Disease: A Multi-National Cohort Study. Gastroenterology 2018; **155**: 443-457（コホート）

4) Dulai PS, Singh S, Patel J, et al. Increased risk of mortality by fibrosis stage in nonalcoholic fatty liver disease: Systematic review and meta-analysis. Hepatology 2017; **65**: 1557-1565（メタ）

5) Singh S, Allen AM, Wang Z, et al. Fibrosis progression in nonalcoholic fatty liver vs nonalcoholic steatohepatitis: a systematic review and meta-analysis of paired-biopsy studies. Clin Gastroenterol Hepatol 2015; **13**: 643-654（メタ）

6) Pais R, Charlotte F, Fedchuk L, et al. A systematic review of follow-up biopsies reveals disease progression in patients with non-alcoholic fatty liver. J Hepatol 2013; **59**: 550-556（メタ）

7) European Association for the Study of the Liver (EASL); European Association for the Study of Diabetes (EASD); European Association for the Study of Obesity (EASO). EASL-EASD-EASO Clinical Practice Guidelines for the management of non-alcoholic fatty liver disease. J Hepatol 2016; **64**: 1388-1402（ガイドライン）

NAFLD/NASH を背景とした肝癌のスクリーニングはどのように行うのが適当か？

推 奨

- 各症例で，線維化の程度をはじめとした解説に記す想定しうる肝発癌リスクに応じて，スクリーニングを行うことを現時点では推奨する．ただし，効率的なスクリーニング方法に関しては今後の検討課題である．

【推奨の強さ：**強**（合意率 100％），エビデンスレベル：**A**】

解説

NAFLD/NASH からの発癌率は，研究手法や観察対象によって様々なため，正確な値は不明なものの，NAFLD からの発癌は年率約 0.04％[1]，肝硬変を伴う NASH からの発癌は年率約 2〜3％という報告がある[2]．したがって，低危険群を含めたすべての NAFLD/NASH 症例に対して肝癌の定期的なスクリーニングを行うのは効率的とは言い難い[3]．

Kanwal らのコホート研究では，肝癌発生のリスクは「肝硬変症例」，「男性例」，「高齢者例」で高い[4]．ただし，逆に NAFLD/NASH を背景とした肝発癌例の全体でみると，必ずしも発癌率は高くなくても母集団が多いため，非硬変肝からの発癌も約20％を占める（報告によっては10〜75％を占める）[4,5]．また，日本では非ウイルス性肝癌が増加しており[6]，なかでも糖尿病患者の肝癌リスクは健常者の 2.5 倍と報告されているため，糖尿病合併の NAFLD/NASH 症例からの肝癌の発生には注意が必要である．

NAFLD/NASH を背景にした肝癌スクリーニング頻度について確立されたものはないが，EASL のガイドラインでは「肝線維化進行例」に対し「年 2 回の肝癌スクリーニング」が推奨されている[7]．

スクリーニングの方法は，日本肝癌研究会や日本肝臓学会の肝癌診療ガイドライン[8,9]に基本的に準じる．NAFLD/NASH を背景にした肝癌の特徴として，AFP より PIVKA-II の陽性率が高いこと[10]，肥満者では腹部超音波検査での検出が困難な場合がありうるので注意を要すること，があげられる．

以上，NAFLD/NASH を背景にした肝癌のスクリーニングについては，現時点では，肝線維化進展例以外は上記の危険因子などを考慮しつつ個々の症例に即して決めざるを得ない．今後，費用対効果を含めた効率的な肝癌高危険群の囲い込み法とスクリーニング方法の確立が望まれる．

NAFLD/NASH の follow up 法については，フローチャート（「肝線維化進展例の絞り込みフローチャート」）の項も参照を．

文献

1) Younossi ZM, Koenig AB, Abdelatif D, et al. Global epidemiology of nonalcoholic fatty liver disease-Meta-analytic assessment of prevalence, incidence, and outcomes. Hepatology 2016; **64**: 73-84 (メタ)

2) Tokushige K, Hyogo H, Nakajima T, et al. Hepatocellular carcinoma in Japanese patients with nonalcoholic fatty liver disease and alcoholic liver disease: multicenter survey. J Gastroenterol 2016; **51**: 586-596 （横断）

3) White DL, Kanwal F, El-Serag HB. Association between nonalcoholic fatty liver disease and risk for hepatocellular cancer, based on systematic review. Clin Gastroenterol Hepatol 2012; **10**: 1342-1359 （メタ）

4) Kanwal F, Kramer JR, Mapakshi S, et al. Risk of Hepatocellular Cancer in Patients With Non-Alcoholic Fatty Liver Disease. Gastroenterology 2018; **155**: 1828-1837 （コホート）［検索期間外文献］

5) Piscaglia F, Svegliati-Baroni G, Barchetti A, et al. Clinical patterns of hepatocellular carcinoma in nonalcoholic fatty liver disease: A multicenter prospective study. Hepatology 2016; **63**: 827-838 （コホート）

6) Tateishi R, Uchino K, Fujiwara N, et al. A nationwide survey on non-B, non-C hepatocellular carcinoma in Japan: 2011-2015 update. J Gastroenterol 2019; **54**: 367-376（横断）［検索期間外文献］

7) European Association for the Study of the Liver (EASL); European Association for the Study of Diabetes (EASD); European Association for the Study of Obesity (EASO). EASL-EASD-EASO Clinical Practice Guidelines for the management of non-alcoholic fatty liver disease. J Hepatol 2016; **64**: 1388-1402 （ガイドライン）

8) Kudo M, Matsui O, Izumi N, et al. Surveillance and diagnostic algorithm for hepatocellular carcinoma proposed by the Liver Cancer Study Group of Japan: 2014 update. Oncology 2014; **87** (Suppl 1): 7-21 （ガイドライン）

9) 日本肝臓学会（編）．肝癌診療ガイドライン，2017 （ガイドライン）

10) Hashimoto E, Tokushige K. Hepatocellular carcinoma in non-alcoholic steatohepatitis: Growing evidence of an epidemic? Hepatol Res 2012; **42**: 1-14 （コホート）

NAFLD/NASH において心血管イベントの発生率は上昇するか？

推奨

● NAFLD では心血管系イベントの発生率が上昇し，特に肝線維化進展例ではさらに上昇する．高度線維化進展例では心血管系イベントに配慮して評価・診療を行うことを提案する．

【推奨の強さ：**弱**（合意率 100%），エビデンスレベル：**C**】

解説

NAFLD において心血管イベントが増加することは多数のコホート研究やメタアナリシスで明らかとされている．NAFLD の病態の重症度と心血管イベントの発生頻度の関連を検討すると，2011 年に報告されたメタアナリシスでは NAFLD 患者は一般人口に比較して心血管イベントを含む死亡率が有意に高いが，NASH と simple steatosis を比較した場合には心血管イベントの発生リスクは差を認めていないことが報告された[1]．しかし近年，肝線維化ステージが心血管イベントを含む死亡率に関連しているといった報告[2,3]や，NAFLD fibrosis score（NFS）や Fibrosis-4（FIB-4）index といった線維化予測マーカーの上昇に伴って心血管イベントの発生率が上昇するといった報告がなされている[4]．これらの報告を含むメタアナリシスが 2016 年に報告されている．この報告では 34,043 人の NAFLD を 6.9 年観察し，2,600 件の心血管イベントの発生を認めた．NALFD 患者における心血管イベントの発生リスクはオッズ比 1.64，また severe NAFLD（GGT 上昇，NAFLD activity score（NAS）上昇，FDG 取り込み増加，線維化の増加のいずれかを有するもの）におけるリスクはオッズ比 2.58 と NAFLD に進行に伴って心血管イベントの発生リスクが上昇することを報告した[5]．これより肝線維化進展例では心血管イベントの発生率は上昇するため，高度線維化例では心血管イベントに配慮した診療を行う必要がある．ただし，F3 fibrosis と F4 cirrhosis を比較した場合に cirrhosis では肝癌や肝不全死が多いのに対して，F3 では F4 に比べ心血管イベントが多いという報告もあり，線維化の進展に伴い心血管イベントリスクが一律に増加するかは今後の検討が必要である[6]．実際の臨床においては脳心血管イベントの合併・既往のある症例や，肝線維化進行例がハイリスクと考えられ，また心電図異常や潜在的な脳心血管リスクを有する症例もイベント発生のリスク症例であるため，各専門医へのコンサルテーションを考慮する必要がある．

文献

1) Musso G, Gambino R, Cassader M, et al. Meta-analysis: natural history of non-alcoholic fatty liver disease (NAFLD) and diagnostic accuracy of non-invasive tests for liver disease severity. Ann Med 2011; **43**: 617-649（メタ）

2) Angulo P, Kleiner DE, Dam-Larsen S, et al. Liver Fibrosis, but No Other Histologic Features, Is Associated With Long-term Outcomes of Patients With Nonalcoholic Fatty Liver Disease. Gastroenterology 2015; **149**: 389-397.e10（コホート）

3) Ekstedt M, Hagstrom H, Nasr P, et al. Fibrosis stage is the strongest predictor for disease-specific mortality in NAFLD after up to 33 years of follow-up. Hepatology 2015; **61**: 1547-1554 (コホート)

4) Sinn DH, Cho SJ, Gu S, et al. Persistent Nonalcoholic Fatty Liver Disease Increases Risk for Carotid Atherosclerosis. Gastroenterology 2016; **151**: 481-488.e1 (コホート)

5) Targher G, Byrne CD, Lonardo A, et al. Non-alcoholic fatty liver disease and risk of incident cardiovascular disease: A meta-analysis. J Hepatol 2016; **65**: 589-600 (メタ)

6) Vilar-Gomez E, Calzadilla-Bertot L, Wai-Sun Wong V, et al. Fibrosis Severity as a Determinant of Cause-Specific Mortality in Patients With Advanced Nonalcoholic Fatty Liver Disease: A Multi-National Cohort Study. Gastroenterology 2018; **155**: 443-457.e17 (コホート)

CQ 5-4

NAFLD の予後（心血管イベントを含め）を規定する病理学的所見は何か？

推奨

●肝線維化が全死亡率，肝疾患死亡率に強く関連するため，肝線維化の進展状態を把握することを推奨する．

【推奨の強さ：**強**（合意率 100%），エビデンスレベル：**A**】

解説

　NAFLD における死亡率，肝関連死亡率を検討した報告において肝線維化がこれらに強く相関するのに対して，他の病理学的所見は関連が弱いことが明らかとされた[1]．また，同様の報告が多数なされており，いずれも肝線維化が死亡率に強い関連を認めるが，NASH の有無，NAFLD activity score（NAS）や Brunt 分類の相関は十分でないとされている[2~4]．これらの報告における死亡原因は多い順に心血管イベント/悪性新生物（肝以外）/肝関連イベントであった．肝線維化特異的な NAFLD における全死亡率，肝疾患死亡率を検討したメタアナリシスでは，Stage 0 を Reference とし，全死亡率における mortality rate ratio は Stage 1/2/3/4 において1.58/2.52/3.48/6.40，また肝疾患関連死亡率はそれぞれ 1.41/9.57/16.69/42.30 と線維化の進行に伴って死亡率が上昇することが明らかとされた[5]．これらの結果より，NAFLD の予後を規定する病理学的所見として最も重要な所見は肝線維化であり，肝線維化の正確な評価が臨床的に重要である．

文献

1) Angulo P, Kleiner DE, Dam-Larsen S, et al. Liver Fibrosis, but No Other Histologic Features, Is Associated With Long-term Outcomes of Patients With Nonalcoholic Fatty Liver Disease. Gastroenterology 2015; **149**: 389-397.e10（コホート）

2) Hagstrom H, Nasr P, Ekstedt M, et al. Fibrosis stage but not NASH predicts mortality and time to development of severe liver disease in biopsy-proven NAFLD. J Hepatol 2017; **67**: 1265-1273（コホート）

3) Younossi ZM, Stepanova M, Rafiq N, et al. Pathologic criteria for nonalcoholic steatohepatitis: interprotocol agreement and ability to predict liver-related mortality. Hepatology 2011; **53**: 1874-1882（コホート）

4) Ekstedt M, Hagstrom H, Nasr P, et al. Fibrosis stage is the strongest predictor for disease-specific mortality in NAFLD after up to 33 years of follow-up. Hepatology 2015; **61**: 1547-1554（コホート）

5) Dulai PS, Singh S, Patel J, et al. Increased risk of mortality by fibrosis stage in nonalcoholic fatty liver disease: Systematic review and meta-analysis. Hepatology 2017; **65**: 1557-1565（メタ）

第5章　予後・発癌・follow up

索　引

欧文

A

ACC（acetyl-CoA carboxylase）阻害薬　66
ACE 阻害薬　63
Aramchol　66
ARB　63
ARFI elastography　36
AST to platelets ratio index（APRI）　34

B

BARD score　34
Brunt 分類　29
burned-out NASH　xvii

C

Cenciviroc（CVC）　65
Chronic Liver Disease Questionnaire（CLDQ）　24, 44
controlled attenuation parameter（CAP）　32

D

DPP-4 阻害薬　57
DYSF（dystrophy-associated fer-1-like protein）　12
dysferlin　12

E

Elafibranor　65
Emricasan　66

F

FGF（fibroblast growth factor）-19　66
FGF（fibroblast growth factor）-21　66
Fibrosis-4 index（FIB-4 index）　31, 34
FLIP アルゴリズム　29
follow up　79

G

Galectin3 阻害薬　67
gastric banding　69
GATAD2A（GATA zinc finger domain containing 2A）　12
GCKR（glucokinase gene regulator）　12
GLP-1 アナログ　57

H

heat shock protein（HSP）　67
HMG-CoA 還元酵素阻害薬　61

I

I148M　10, 17
IMM-124e　67
inter-and intra-observer variability　38

M

M2BPGi　34
Mallory-Denk 体　28
Matteoni 分類　29
MBOAT7（membrane bound O-acyl-transferase domain containing 7）　12
Mediterranean diet　14
MR spectroscopy（MRS）　32, 40
MR エラストグラフィ（MRE）　36
multiple parallel hits hypothesis　13

N

NAFLD activity score（NAS）　28, 44
NAFLD fibrosis score（NFS）　31, 34
nonalcoholic fatty liver（NAFL）　xvii, 28
nonalcoholic fatty liver disease（NAFLD）　xvii, 28
nonalcoholic steatohepatitis（NASH）　xvii, 28

O

Obeticholic acid（OCA）　65

P

pancreaticoduodenectomy（PD）　16
Pemafibrate　66
PEMT（phosphatidylethanolamine N-methyltransferase）　12
pericellular fibrosis　28
perisinusoidal fibrosis　28
platelet-derived growth factor（PDGF）　17
PNPLA3（patatin-like phospholipase domain containing 3 protein）　10, 17
point shear wave elastography（pSWE）　36
polycystic ovarian syndrome（PCOS）　15
PRO-C3　34
proton density fat fraction（PDFF）　32

R

Roux-en-Y gastric bypass　69

S

Selonsertib（SEL）　65
SGLT2 阻害薬　55
shear wave elastography（SWE）　36
shear wave imaging　36
Solithromycin　67
SSAO/VAP-1 阻害薬　67
strain imaging　36

T

TM6SF2（transmembrane 6 superfamily member 2）　12
Toll-like receptor 4（TLR4）拮抗薬　67
transforming growth factor β（TGFβ）　17

U

UDCA　50

V

vibration-controlled transient elastography（VCTE）　32, 36

和文

あ

アディポカイン　17
アディポネクチン　17
アルコール摂取　73
アンジオテンシンII受容体拮抗薬　63
アンジオテンシン変換酵素阻害薬　63

い

胃緊縛術　69
胃バイパス術　69
インクレチン関連薬　57
飲酒量　25
インスリン抵抗性　13

う

ウルソデオキシコール酸　50
運動療法　44, 48

え

エキセナチド　57
エゼチミブ　61
エナラプリル　63
炎症性細胞浸潤　28

お

オートタキシン　34
オルメサルタン　63

か

下垂体機能低下症　15
カナグリフロジン　55
カロリー制限　46
肝移植　71
肝癌スクリーニング　81
肝生検　38
肝星細胞　17
乾癬　15
肝線維化　17, 34, 36
肝発癌　7
肝不全　71

き

巨大ミトコンドリア　28

け

血清フェリチン値　74
ケモカイン　17
減量　44
減量手術　69

こ

好酸性壊死　28
甲状腺ホルモン　15
高度肥満　69

さ

サルコペニア　20

し

脂質異常症改善薬　61
脂質摂取　14
シタグリプチン　57
脂肪蓄積　28
瀉血　74
小児　5

少量飲酒　73
食事療法　44, 46
心血管イベント　83, 85

す
膵頭十二指腸切除術　16
睡眠時無呼吸症候群　16
スクリーニング　30

せ
性差　2

た
大腸癌　8
大滴性脂肪変性　28
多嚢胞性卵巣症候群　15
単純性脂肪肝　xvii

ち
チアゾリジン誘導体　51
超音波エラストグラフィ　36
腸内細菌叢　18

て
テストステロン　15
デヒドロエピアンドロステロン　15
テルミサルタン　63

と
糖尿病　13

に
2型糖尿病　30
二次性脂肪肝　27

ね
熱ショック蛋白　67

は
バルサルタン　63

パンクレリパーゼ　16

ひ
非アルコール性脂肪肝　xvii, 28
非アルコール性脂肪肝炎　xvii, 28
非アルコール性脂肪性肝疾患　xvii, 28
ピオグリタゾン　51
ビグアナイド　53
非ステロイド系ミネラルコルチコイド受容体拮抗薬　67
ビタミンE　59
非肥満者　6
肥満　13, 30, 46
病理学的所見　85

ふ
風船様変性　28

ほ
飽和脂肪酸　14
ホルモン異常　15

め
メタボリックシンドローム　13, 18
メトホルミン　53

ゆ
有病率　2, 3, 4, 5, 6
遊離脂肪酸　14

よ
予後　85

り
リラグルチド　57

ろ
ロサルタン　63

利益相反(COI)に関する開示

　日本消化器病学会および日本肝臓学会では，ガイドライン委員会・ガイドライン統括委員会と特定企業との経済的な関係につき，下記の項目について，各委員から利益相反状況の申告を得た．

　NAFLD/NASH 診療ガイドライン作成・評価委員，作成協力者には診療ガイドライン対象疾患に関連する企業との経済的な関係につき，下記の項目について，各委員，協力者から利益相反状況の申告を得た．

　申告された企業名を下記に示す(対象期間は 2017 年 1 月 1 日から 2019 年 12 月 31 日)．企業名は 2020 年 3 月現在の名称とした．

A．自己申告者自身の申告事項
1. 企業や営利を目的とした団体の役員，顧問職の有無と報酬額
2. 株の保有と，その株式から得られる利益
3. 企業や営利を目的とした団体から特許権使用料として支払われた報酬
4. 企業や営利を目的とした団体より，会議の出席(発表，助言など)に対し，研究者を拘束した時間・労力に対して支払われた日当，講演料などの報酬
5. 企業や営利を目的とした団体が作成するパンフレットなどの執筆に対して支払った原稿料
6. 企業や営利を目的とした団体が提供する研究費
7. 企業や営利を目的とした団体が提供する奨学(奨励)寄附金
8. 企業等が提供する寄附講座
9. その他の報酬(研究，教育，診療とは直接に関係しない旅行，贈答品など)

B．申告者の配偶者，一親等内の親族，または収入・財産的利益を共有する者の申告事項
1. 企業や営利を目的とした団体の役員，顧問職の有無と報酬額
2. 株の保有と，その株式から得られる利益
3. 企業や営利を目的とした団体から特許権使用料として支払われた報酬

　利益相反の扱いに関しては，日本消化器病学会では同学会規定の「医学系研究の利益相反に関する指針および運用細則」(2019 年 1 月 1 日改訂版)に従った．また，日本肝臓学会においてもこれに準ずる対応を行った．

　統括委員および作成・評価委員，作成協力者はすべて，診療ガイドラインの内容と作成法について，医療・医学の専門家として科学的・医学的な公正さと透明性を担保しつつ，適正な診断と治療の補助ならびに患者の quality of life の向上を第一義として作業を行った．

　すべての申告事項に該当がない委員については，表末尾に記載した．

1. 日本消化器病学会 統括委員と企業との経済的な関係

役割	氏名	開示項目A			開示項目B
		1	2	3	1
		4	5	6	2
		7	8	9	3
統括委員	渡辺 純夫	–	–	–	
		–	–	–	
		EA ファーマ, 持田製薬, ヤクルト本社	–	–	
統括委員	島田 光生	–	–	–	
		–	–	大鵬薬品工業, ツムラ	–
		アステラス製薬, アッヴィ, EA ファーマ, エーザイ, MSD, 小野薬品工業, コヴィディエンジャパン, CLS ベーリング, ジョンソン・エンド・ジョンソン, 大鵬薬品工業, 武田薬品工業, 中外製薬, 日本イーライリリー, 日本血液製剤機構, ノバルティスファーマ, バイエル薬品, メルクバイオファーマ	–	–	–
統括委員	福田 眞作	–	–	–	
		–	–	ブリストル・マイヤーズスクイブ	–
		旭化成ファーマ, アッヴィ, EA ファーマ, エーザイ, MSD, 武田薬品工業, ファイザー, 持田製薬	–	–	–

2. 日本肝臓学会 ガイドライン統括委員と企業との経済的な関係

役割	氏名	開示項目A			開示項目B
		1	2	3	1
		4	5	6	2
		7	8	9	3
統括委員	茶山 一彰	–	–		
		アッヴィ, MSD, 大塚製薬, ギリアド・サイエンシズ, 大日本住友製薬, 田辺三菱製薬, ブリストル・マイヤーズスクイブ	–	アストラゼネカ, MSD, 小野薬品, 新日本科学, 大日本住友製薬, 武田薬品工業	–
		アッヴィ, EA ファーマ, エーザイ, MSD, 大塚製薬, 第一三共, 大日本住友製薬, 武田薬品工業, 東レ, 持田製薬, ロシュ・ダイアグノスティックス	–	–	–
統括委員	竹原 徹郎	–	–		
		あすか製薬, アッヴィ, MSD, ギリアド・サイエンシズ	–	ギリアド・サイエンシズ, ヤンセンファーマ	–
		あすか製薬, アステラス製薬, アッヴィ, EA ファーマ, エーザイ, MSD, 大塚製薬, ギリアド・サイエンシズ, 第一三共, 大日本住友製薬, 武田薬品工業, 田辺三菱製薬, 中外製薬, 東レ, 日本化薬, ブリストル・マイヤーズスクイブ, 持田製薬	–	–	–
統括委員	持田 智	–	–	SRL	
		あすか製薬, アッヴィ, MSD, 大塚製薬, ギリアド・サイエンシズ, 大日本住友製薬, ブリストル・マイヤーズスクイブ	–	アッヴィ, EA ファーマ, MIC メディカル, 興和, ギリアド・サイエンシズ, シミック, ヤンセンファーマ	–
		あすか製薬, アッヴィ, EA ファーマ, エーザイ, 第一三共, 大日本住友製薬, 中外製薬, 東レ, 持田製薬	–	–	–

役割	氏名	開示項目A 1 / 4 / 7	開示項目A 2 / 5 / 8	開示項目A 3 / 6 / 9	開示項目B 1 / 2 / 3
統括委員	榎本　信幸	−	−	−	−
		アッヴィ，MSD，ギリアド・サイエンシズ	−	ギリアド・サイエンシズ	−
		アッヴィ，MSD，大塚製薬，ギリアド・サイエンシズ，第一三共	−	−	−
統括委員	加藤　直也	−	−	−	−
		アッヴィ，MSD，大塚製薬，ギリアド・サイエンシズ，第一三共，バイエル薬品，ブリストル・マイヤーズスクイブ	−	オリンパス，ちば県民保健予防財団	−
		アッヴィ，エーザイ，大塚製薬，ギリアド・サイエンシズ，塩野義製薬，大日本住友製薬，武田薬品工業，ブリストル・マイヤーズスクイブ	−	−	−
統括委員	鈴木　文孝	−	−	−	−
		アッヴィ，MSD，ギリアド・サイエンシズ，ブリストル・マイヤーズスクイブ	−	−	−
		−	−	−	−
オブザーバー	徳重　克年	−	−	−	−
		アステラス製薬，アッヴィ，EAファーマ，エーザイ，大塚製薬，塩野義製薬，大日本住友製薬，大鵬薬品工業，武田薬品工業，中外製薬	−	−	−
		−	−	−	−
オブザーバー	吉治　仁志	−	−	−	−
		アッヴィ，大塚製薬，ギリアド・サイエンシズ，大日本住友製薬	−	−	−
		アッヴィ，大塚製薬	−	−	−
オブザーバー	長谷川　潔	−	−	−	−
		MSD，バイエル薬品	−	ニプロ	−
		大鵬薬品工業	−	−	−
オブザーバー	田中　篤	−	−	−	−
		アッヴィ，EAファーマ，MSD，ギリアド・サイエンシズ，グラクソ・スミスクライン，ノバルティスファーマ	−	−	−
		アッヴィ	−	−	−

3. 作成・評価委員・作成協力者と企業との経済的な関係

役割	氏名	開示項目A 1 / 4 / 7	開示項目A 2 / 5 / 8	開示項目A 3 / 6 / 9	開示項目B 1 / 2 / 3
作成委員	徳重克年	−	−	−	−
		−	−	−	−
		アステラス製薬，アッヴィ，EAファーマ，エーザイ，大塚製薬，塩野義製薬，大日本住友製薬，大鵬薬品工業，武田薬品工業，中外製薬	−	−	−

役割	氏名	開示項目A			開示項目B
		1	2	3	1
		4	5	6	2
		7	8	9	3
作成委員	池嶋健一	－	－	－	－
		大塚製薬	－	－	－
		アステラス製薬, アッヴィ, EAファーマ, MSD, 大塚製薬, ガデリウス・メディカル, ギリアド・サイエンシズ, センチュリーメディカル, 大日本住友製薬, 大鵬薬品工業, 武田薬品工業, 日本イーライリリー, ノバルティスファーマ, 持田製薬, ヤクルト本社	－	－	－
作成委員	芥田憲夫	－	－	－	－
		アッヴィ, ギリアド・サイエンシズ, 田辺三菱製薬, ブリストル・マイヤーズスクイブ	－	－	－
		－	－	－	－
作成委員	伊藤義人	－	－	－	－
		アッヴィ, MSD, ギリアド・サイエンシズ, ブリストル・マイヤーズスクイブ	－	大日本住友製薬・綜合臨床メデフィ, 日産化学工業, 富士レビオ	－
		アステラス製薬, アッヴィ, EAファーマ, エーザイ, MSD, 武田薬品工業, バイエル薬品, ブリストル・マイヤーズスクイブ	ニチニチ製薬	－	－
作成委員	岩佐元雄	－	－	－	－
		大塚製薬	－	－	－
		－	－	－	－
作成委員	江口有一郎	MSD, ギリアド・サイエンシズ, 大日本住友製薬, ノボ ノルディスクファーマ	－	－	－
		アッヴィ, エーザイ, 大日本住友製薬	－	－	－
作成委員	米田政志	－	－	－	－
		大日本住友製薬	－	－	－
		アッヴィ, MSD, バイエル薬品	－	－	－
作成委員	米田正人	－	－	興和	－
		－	－	－	－
		－	－	－	－
評価委員	竹井謙之	MSD, 大塚製薬, ギリアド・サイエンシズ, 大日本住友製薬	－	極東製薬工業	－
		アステラス製薬, アッヴィ, エーザイ, MSD, 大塚製薬, ギリアド・サイエンシズ, 第一三共, 大日本住友製薬, 武田薬品工業, サントリーグローバルイノベーションセンター, ブリストル・マイヤーズスクイブ	－	－	－

役割	氏名	開示項目 A			開示項目 B
		1	2	3	1
		4	5	6	2
		7	8	9	3
評価委員	吉治仁志	－	－	－	－
		アッヴィ，大塚製薬，ギリアド・サイエンシズ，大日本住友製薬	－	－	－
		アッヴィ，大塚製薬	－	－	－
評価委員	清家正隆	－	－	－	－
		アッヴィ，ギリアド・サイエンシズ	－	－	－
		アッヴィ	－	－	－
評価委員	名越澄子	－	－	－	－
		アッヴィ，MSD	－	－	－
		アッヴィ，EA ファーマ	－	－	－
作成協力者	小川祐二	－	－	－	－
		－	－	ギリアド・サイエンシズ	－
		－	－	－	－
作成協力者	高橋宏和	－	－	－	－
		－	－	アステラス製薬，EA ファーマ，田辺三菱製薬	－
		－	－	－	－
作成協力者	中島　淳	アステラス製薬，EA ファーマ，興和，マイラン EPD，持田製薬	EA ファーマ，ツムラ	アステラス製薬，ギリアド・サイエンシズ，興和，ビオフェルミン製薬，マイランEPD	－
		EA ファーマ，マイラン EPD，持田製薬	－	－	－

法人表記は省略

下記の委員については申告事項なし.
日本消化器病学会 統括委員：田妻　進，宮島哲也
ガイドライン作成協力：吉田雅博，山口直比古
作成委員：大塚基之，小野正文，鎌田佳宏，小木曽智美，玉城信治
作成協力者：今城健人，重福隆太，杉本和史，瀬古裕也，本多　靖

組織としての利益相反（日本消化器病学会）

日本消化器病学会の事業活動における資金提供を受けた企業を記載する（対象期間は 2017 年 1 月 1 日から 2019 年 12 月 31 日）.

1）日本消化器病学会の事業活動に関連して，資金（寄附金等）を提供した企業名

①共催セミナー

旭化成ファーマ，旭化成メディカル，あすか製薬，アステラス製薬，アストラゼネカ，アッヴィ，アルフレッサファーマ，EA ファーマ，エーザイ，MSD，大塚製薬，オリンパス，キッセイ薬品工業，杏林製薬，協和キリン，ギリアド・サイエンシズ，クラシエ製薬，コヴィディエンジャパン，サーモフィッシャーダイアグノスティックス，三和化学研究所，塩野義製薬，シスメックス，JIMRO，積水メディカル，ゼリア新薬工業，セルトリオン・ヘルスケア・ジャパン，第一三共，大日本住友製薬，大鵬薬品工業，武田薬品工業，田辺三菱製薬，中外製薬，ツムラ，東ソー，東レ，日本イーライリリー，日本化薬，日本ジェネリック製薬協会，日本ベーリンガーインゲルハイム，ノーベルファーマ，バイエル薬品，ファイザー，フェリング・ファーマ，ブリストル・マイヤーズ スクイブ，マイラン EPD，ミヤリサン製薬，メディコスヒラタ，持田製薬，ヤンセンファーマ，ロート製薬

②特別賛助会員

旭化成メディカル，アステラス製薬，EA ファーマ，エスアールエル，オリンパス，杏林製薬，協和企画，協和キリン，興和，寿製薬，三和化学研究所，塩野義製薬，ゼリア新薬工業，第一三共，田辺三菱製薬，中外製薬，ツムラ，ニプロ，堀井薬品工業，ミノファーゲン製薬

③一般寄付金

旭化成ファーマ，あすか製薬，アステラス製薬，アストラゼネカ，アルフレッサファーマ，栄研化学，エーザイ，エスエス製薬，MSD，エルメットエーザイ，大塚製薬，大塚製薬工場，小野薬品工業，科研製薬，キッセイ薬品工業，杏林製薬，協和キリン，グラクソ・スミスクライン，クラシエ製薬，興和，寿製薬，佐藤製薬，サノフィ，沢井製薬，参天製薬，三和化学研究所，塩野義製薬，ゼリア新薬工業，セントラルメディカル，第一三共，大正製薬，大日本住友製薬，大鵬薬品工業，武田薬品工業，田辺三菱製薬，中外製薬，ツムラ，帝人ファーマ，テルモ，東和薬品，トーアエイヨー，冨木医療器，富山化学工業，鳥居薬品，ニプロファーマ，日本化薬，日本ケミファ，日本新薬，日本製薬，日本臓器製薬，日本ベーリンガーインゲルハイム，ノバルティスファーマ，バイエル薬品，パイオラックスメディカルデバイス，半田，ファイザー，扶桑薬品工業，ブリストル・マイヤーズ スクイブ，丸石製薬，マルホ，ミノファーゲン製薬，Meiji Seika ファルマ，持田製薬，ヤクルト本社，ロート製薬，わかもと製薬

2）ガイドライン策定に関連して，資金を提供した企業名

なし

＊法人表記は省略．企業名は 2020 年 3 月現在の名称とした.
＊上記リストは当学会本部にて資金提供を受けたものであり，支部にて提供を受けたものについては，今後可及的速やかにデータを整備し開示を行うものとする.

NAFLD/NASH 診療ガイドライン 2020（改訂第 2 版）

2014 年　4 月 20 日　　第 1 版第 1 刷発行	編集
2016 年　4 月 10 日　　第 1 版第 2 刷発行	一般財団法人日本消化器病学会
2020 年 11 月 15 日　　第 2 版第 1 刷発行	理事長　小池和彦
2021 年 10 月　1 日　　第 2 版第 4 刷発行	〒105-0004 東京都港区新橋 2-6-2 新橋アイマークビル 6F

編集

一般財団法人日本消化器病学会
　理事長　小池和彦
　〒105-0004 東京都港区新橋 2-6-2 新橋アイマークビル 6F
　電話　03-6811-2351

一般社団法人日本肝臓学会
　理事長　竹原徹郎
　〒113-0033 東京都文京区本郷 3-28-10 柏屋 2 ビル 5F
　電話　03-3812-1567

発行　株式会社 南 江 堂
　発行者　小立健太
　〒113-8410 東京都文京区本郷三丁目 42 番 6 号
　電話　（出版）03-3811-7236　（営業）03-3811-7239
　ホームページ　https://www.nankodo.co.jp/

印刷・製本　日経印刷株式会社

Evidence-based Clinical Practice Guidelines for Nonalcoholic Fatty Liver Disease/Nonalcoholic
Steatohepatitis 2020（2nd Edition）
© The Japanese Society of Gastroenterology, The Japan Society of Hepatology, 2020